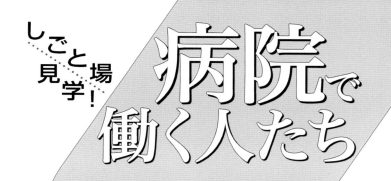

しごと場見学！
病院で働く人たち

しごとの現場と
しくみが
わかる！

浅野恵子 著
全国中学校進路指導・キャリア教育
連絡協議会推薦

ぺりかん社

この本でみなさんに
伝えたいこと

　私たちが日々の暮らしの中でひんぱんに利用する場所や、どこの町にもある施設──このシリーズではそんな場所や施設を見学し、そこで働く人たちの仕事を紹介します。
　自宅からいちばん近い駅や、顔見知りの店員さんがいるコンビニエンスストア（コンビニ）など、よく知っているつもりの建物の中に、知らない仕事、意外な職種が隠れているかもしれません。
　たとえばコンビニで買い物をする時、出会うのはレジを担当するスタッフぐらいではありませんか？　でも、お店の裏にある倉庫や事務所には、商品の整理をしたり、在庫を確認して足りない品物を業者に注文したりするスタッフもいるのです。
　人が多く集まるところでは、必ずいくつかの職種の人たちが協力し合って働いています。私たちは日常生活でいろいろな職業の人びとのお世話になっていますが、実際に顔を合わせたり言葉を交すのは、ほんの一部の人だけなのです。
　近くにいるのにふだんはなかなか出会えない人、直接見る機会が少ない仕事、めったに入れない場所。そんな人や仕事や場所にスポットライトを当てて、つぎつぎご紹介する予定です。

＊　＊　＊

　シリーズの第1冊目では、「病院」を取り上げました。生まれてから命を終えるまで一度も病院のお世話にならない、という人はほとんどいないでしょう。病院は、どの地域にもなくてはならない大事な施設です。病気やケガで通ってくる患者さんを診る外来診察室、患者さんの身体の

状態を調べる検査室、病院内で身体を治す患者さんのための入院病棟、病院の管理や運営に関する仕事を行う事務室。規模の大きな病院にはいろいろな部署があり、さまざまな職種の人たちが働いています。

　医師、看護師、臨床検査技師、薬剤師、理学療法士など、国家資格が必要な職種が多いのも、医療の仕事の特徴です。そうした各部門のプロフェッショナルたちが、お互いに連絡をとり合い、チームを組んで患者さんを治療していきます。

　病院の仕事に就くためには理科や数学などが得意でなければいけない、と思っている人も多いでしょう。もちろんそれも、一つの条件かもしれません。でも実際の仕事現場では、まず困っている人を思いやる気持ちや、チームの仲間と協力しながら仕事を進めていける協調性がとても必要です。

　一人の患者さんを治すために、どんな職種の人がどのようにチームを組み、どんなチームプレーをしていくのか。この本でいくつかの例をご紹介します。病院という場所やそこで行われている仕事に関するイメージが、ちょっぴり変わるかもしれません。

　今後は「駅」「学校」「福祉施設」「ホテル」「空港」「会社」「スーパーマーケット」「コンビニエンスストア」「デパート」などを見学に行く予定です。

＊　＊　＊

　みなさんも学校のキャリア教育の一環で、職場見学や職場体験をなさることでしょう。この本をその事前学習、あるいは実際には行けない職場のバーチャル体験として活用していただければうれしく思います。

著者

病院で働く人たち　目次

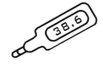

この本でみなさんに伝えたいこと ………………………… 3

Chapter 1

病院ってどんなところだろう？

病院にはこんなにたくさんの仕事があるんだ！ …………… 10
病院をイラストで見てみよう ………………………………… 12

Chapter 2

病院の外来ではどんな人が働いているの？

外来の仕事をCheck！ …………………………………………… 18
外来の仕事をイラストで見てみよう ………………………… 20
働いている人にInterview!①**内科医** ………………………… 32
働いている人にInterview!②**薬剤師** ………………………… 38
　ほかにもこんな仕事があるよ！ …………………………… 44
　└**助産師・病院事務員**

Chapter 3

入院病棟やリハビリ室ではどんな人が働いているの？

入院・リハビリの仕事をCheck！ ………………………… 46

入院・リハビリの仕事をイラストで見てみよう ………… 48

働いている人にInterview!③**看護師** ……………………… 60

働いている人にInterview!④**理学療法士** ………………… 66

働いている人にInterview!⑤**救急救命士** ………………… 72

働いている人にInterview!⑥**栄養士** ……………………… 78

ほかにもこんな仕事があるよ！ …………………………… 84
└ 作業療法士・言語聴覚士・
　義肢装具士・臨床心理士・
　調理師・視能訓練士・
　社会福祉士・精神保健福祉士

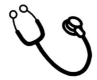

Chapter 4

検査室や手術室ではどんな人が働いているの？

検査・手術の仕事をCheck！ 90

検査・手術の仕事をイラストで見てみよう 92

働いている人にInterview!⑦ **外科医** 108

働いている人にInterview!⑧ **臨床検査技師** 114

働いている人にInterview!⑨ **診療放射線技師** 120

 ほかにもこんな仕事があるよ！ 126
 └ **病理医・臨床工学技士・**
  細胞検査士

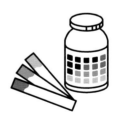

Chapter 5

病院を支えるためにどんな人が働いているの？

医療を支える仕事をCheck！ ･････････････････････ 130

医療を支える仕事をイラストで見てみよう ･････････ 132

働いている人にInterview！⑩ MR ･････････････････ 142

働いている人にInterview！⑪ 移植コーディネーター ･････ 148

　ほかにもこんな仕事があるよ！ ････････････････ 154
　└ 院内ショップ店員・葬儀屋

この本ができるまで ･･････････････････････････ 156

この本に協力してくれた人たち ･･･････････････ 157

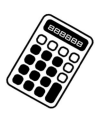

Chapter 1

病院って
どんなところ
だろう？

病院には こんなにたくさんの 仕事があるんだ！

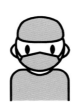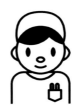

病院ってどんな場所だろう？

　病気やケガをした時、それを治してくれるところが病院だ。こう説明すると、「そんなのとっくに知ってるよ！」という声が聞こえてきそうだが、じゃあ「病院の種類やそこで働いている人の職種は？」というクイズを出したら、どれくらい答えられるかな？

　ふだん「病院」とひとくくりに言っている施設にも、実は規模や診療内容、それにどんな人や団体が経営しているかなどによって、いろいろな分け方があるんだ。

　たとえば規模による分け方をすると、「病院」と呼べるのは入院用のベッドが20床以上ある医療施設のこと。医師が自宅で開業しているような小規模病院は、「診療所」という分類になる。

その診療所と連携して、よりくわしい検査や治療をしてくれるのは、たくさんの診療科をもち、検査体制も整っている地域医療支援病院。さらに高度な医療を提供してくれる施設は、特定機能病院と呼ばれている。

　規模の大きな病院では、そこで働く人の職種も数多い。1日何千人もの患者さんが訪れ、入院ベッド数も2000床を超えるような巨大病院では、50種にものぼる職種のスタッフが患者さんの治療やさまざまなサービスにかかわっている。

　20世紀の後半から、医療技術や検査・治療に使われる装置はめざましく進歩してきた。それにつれて、医療にたずさわる人たちの仕事も専門化、細分化が進んで、新しい職種も増えている。

　この本では14の診療科と300床の入院ベッドをもつ「ぺりかん病院」を想定して、大きな病院の仕組みやそこで働く人たちの仕事を紹介していこう。

チームで患者さんを治療する

　ぺりかん病院は地上10階、地下1階建て。毎日およそ1000人の患者さんが、内科・外科・皮膚科などの外来診察室にやってくる。

　患者さんのなかには、地域内の診療所から紹介されてくる人も多い。診療所の医師は、近くに住む人にとって「かかりつけのお医者さん」。軽い病気は診療所で治してもらい、重い病気が疑われる場合は、その病気の専門病院や大きな病院を紹介してもらうのが一般的なんだ。

　大きな病院も小さな診療所も、診察から治療までの流れは同じ。受付をすませたら、診察室で診断してもらい、その結果に応じて治療の方法を決めていく。

　医師が患者さんの病気を特定する時、検査を行うことも多い。たとえば血液や尿などを少量採って行う検査は検査室の検査技師、レントゲンを使った装置で直接身体を調べる時は、放射線科の放射線技師に医師が

病院ってどんなところだろう？

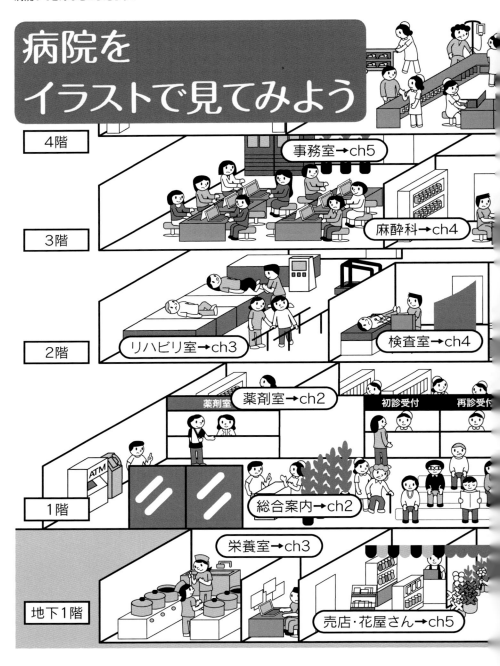

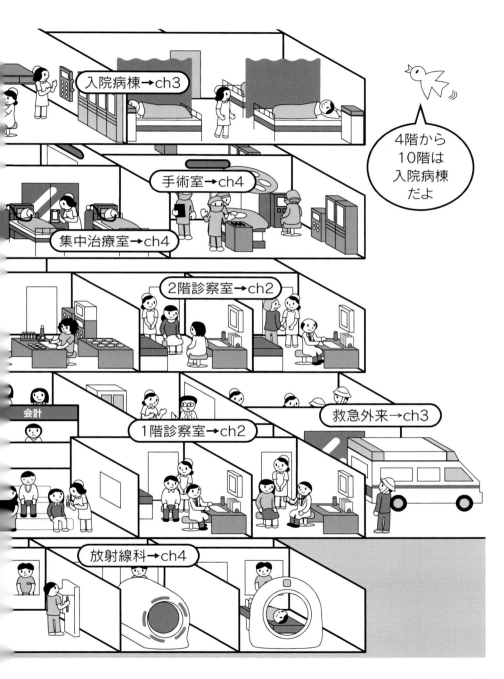

依頼してくれる。
　ひとりの患者さんの身体を治していくために、このようにいろいろな専門家が連携していくんだ。
　重い病気が見つかった患者さんが手術のために入院する、という場合には、多くの専門家がチームを組んで患者さんを支えていく。たとえば手術をする時には担当の外科医のほか、手術室専門の看護師、麻酔をかけてくれる麻酔科医、手術室にある機械を操作する臨床工学技士もかかわる。
　病室では入院病棟専門の看護師が入院生活をサポートしてくれるし、入院食は栄養士や調理師が用意してくれる。病気で弱った身体の機能回復を手伝ってくれるのは理学療法士。リハビリテーションのプログラムを組んで練習を指導してくれる。
　病気やケガを治してくれるのはお医者さん——ついそう思ってしまいがちだが、病院には多くの職種の専門家がいて、その患者さんに応じたチームを組みながら、チームプレイで治療を行っている。

病気の予防や痛みの軽減も医療の仕事

　ところで、病院には病気やケガを治すほかにも大切な役割がある。そのひとつが出産。
「ずっと健康だから病院なんか行ったことがない」と思っている人も、産まれる時、病院のお世話になったのではないかな？　病院は命の誕生を支える場所でもあるのだ。
　その一方、入院病棟の一角に「緩和ケア病棟」や「ホスピス」と呼ばれる病室をもつ病院も増えてきた。ここに入院するのは、残念ながら今の医学では治らない病気をかかえた患者さんたち。
　ここでは患者さんが最期の日を迎えるまで、痛みを減らしたり、心の悩みを減らす医療が行われている。高齢社会を迎えた日本では、「終末期医療(ターミナルケア)」と呼ばれるこうした試みも、とても大事になっ

ているんだ。
　もうひとつ、病気を予防するために食事のとり方や運動の仕方を指導する機会も多くなっている。たとえば体重が増えすぎたり、血圧が高くなると、生活習慣病という病気にかかる可能性が大きくなってしまう。医師や栄養士、理学療法士たちは、それを防ぐための方法を教えてくれる。
　昔の病院は病気とケガを治す専門施設だったけれど、今の病院は社会の変化にともなって、いろいろな役割をしてくれるようになってきたんだ。

さあ、病院見学に行こう！

　さて、ここまで病院の役割やそこでの仕事を簡単に紹介してきたが、まだまだ医療関連の仕事はたくさんある。規模の大きな病院では、医師の数とほぼ同じぐらい事務職の人たちも働いている。
　それに病院の敷地内にあるフラワーショップやコンビニエンスストアなどで働く人たちも、外来患者さんや入院患者さん、患者さんの家族を間接的に支えてくれている。
　つぎの章からは、ふたりの中学生が病院で働く人たちに会いに行く。舞台になっているぺりかん病院は架空の病院だけれど、インタビューページでは、実際にいろいろな病院で働いている人たちがたくさん登場してくれた。
「困っている人を助けたい」
　これが医療にかかわる仕事を選んだ人たち共通の思いだ。だから、科学の先端技術を用いて行う仕事なのに、みんなとっても人間的な魅力にあふれている。そんな人たちの具体的な仕事やチームワークを、楽しみながら学んで欲しい。

Chapter 2

病院の外来では どんな人が 働いているの？

病院の外来ではどんな人が働いているの？

外来の仕事を Check!

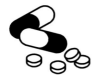

通院だけで治る人も、手術や入院が必要な人も、
まずお世話になるのが外来診察室(しんさつ)だ。
ここではお医者さんを中心に、
多くの病院スタッフが
患者(かんじゃ)さんの身体の状態を調べ、
適切な治療(ちりょう)方法を考えてくれる。

　病院って、健康な時はただその前を素通りしているけれど、ケガをしたり病気にかかると、ほんとうにありがたさがわかる場所だ。町の個人医院にいるのはお医者さんと看護師さん。そこまでは知っているけれど、大きな病院になると、ほかにどんな人たちが何の仕事をしているんだろう？　それに、大病院の仕組みってどうなっているのかな？
「ぺりかん病院」を見学して、そのナゾを探ってくれるのは鈴木くんと佐藤さん。まずは外来診療(しんりょう)の仕組みと、それにかかわる人たちの仕事をチェック！

　　　　　　　　＊　＊　＊

外来──そこは身体の相談所

鈴木くん「内科に外科、整形外科、皮膚科、泌尿器科、産婦人科に耳鼻咽喉科……。大きな病院って、いろいろな科があるんだね」

佐藤さん「ほんと。病気によって、専門のお医者さんが診てくれるっていうことなのね」

　病院の入り口にかかげられた案内板を見て、驚いている鈴木くんと佐藤さん。中に入ると、ロビーの正面に「初診受付」「再診受付」と書かれたカウンターが並んでいる。

佐藤さん「ねえ鈴木くん、はじめて病院に来た人は、まずどこに行けばいいの？　どの科で診てもらうか、迷っちゃう場合もあるかもしれないし……」

鈴木くん「う〜ん。最初は初診受付かな？」

看護師「そう、**この病院にはじめて来た人は、初診受付に行くのよ**。どの科にかかればいいかわからない時は、総合案内で症状を伝えれば看護師が教えてくれます。再診受付は、同じ病気やケガで引き続き通院している人の受付窓口なの」

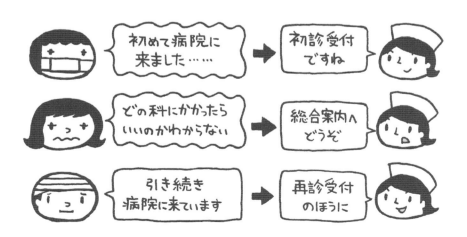

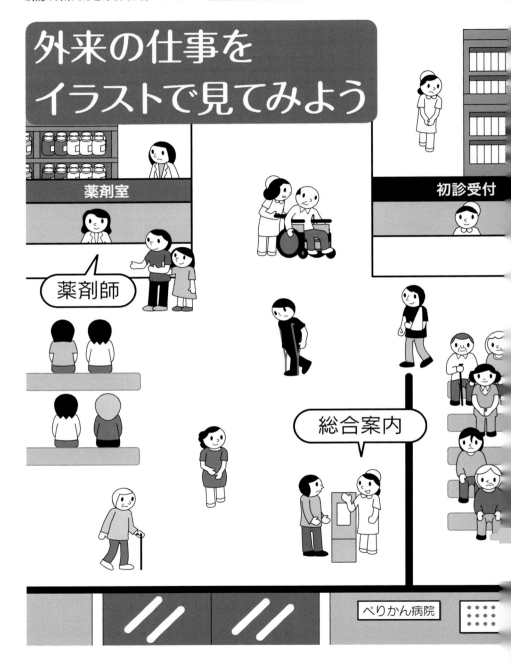

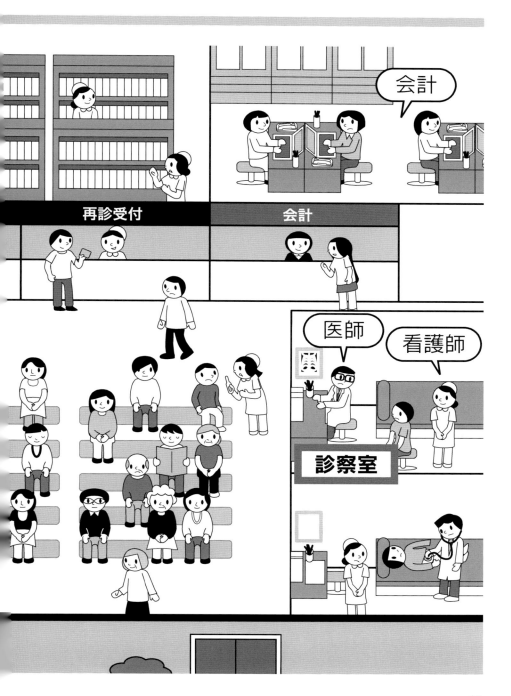

佐藤さん「わかりました。でも、軽い風邪などでいきなりこういう大きな病院に来てもいいんですか？ そうすると大きな病院にばっかり、患者さんが集まっちゃいますよね」

看護師「風邪ぐらいなら、近所の医院で診察を受けるほうがいいわね。そこで『もっとくわしい検査や高度な治療が必要』と診断されたら、紹介状をもらって大きな病院に行くのが一般的。でも、はじめから大病院にかかってはいけない、ということではないのよ。ただし紹介状がないと、病院によっては最初の受診料が少し高くなってしまうけれどね」

鈴木くん「紹介状ってなんですか？」

看護師「正式には診療情報提供書といって、症状や治療の経過、疑われる病名、それに今まで出された薬について書いてあるものよ」

佐藤さん「お医者さんが診た患者さんを、ほかのお医者さんに紹介するための手紙みたいなものなんですね」

看護師「そうそう。初診の人も再診の人も、受付をすませたら受診する科の待合室に行って順番を待ちます。では、内科外来へ行ってみましょう」

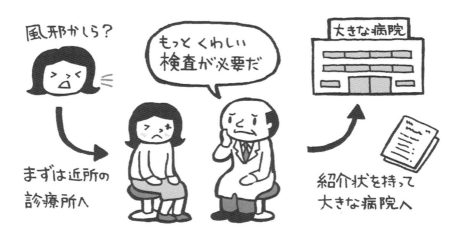

診察の順番を待つ

　内科の待合室には小さな受付窓口があって、その前に置かれている30脚以上の椅子には、患者さんが座っている。

佐藤さん「わっ、満員！　たくさんの患者さんが待っているんですね。順番が来るまで結構長い時間がかかりそう」

看護師「内科の待合室はいつも混んでいるのよ。おなかが痛い、頭が重いなど体内の不調を感じている人を、まず内科の医師が診ますから、ほかの科に比べて患者さんの数が多くなるの。だから待ち時間がどうしても長くなってしまう。身体の具合が悪い時に長く待たされたら、誰だっていやよね。

　そこで私たち外来看護師の出番というわけ。なかには病院に来るだけで血圧が上がってしまう患者さんもいるから、笑顔で迎えて不安をなくしてもらうことも私たちの仕事のひとつなのよ。医師の仕事が順調に運ぶように、診察の前に体温を測ったり、初診の人には待合室で症状を聞いたりもしています」

　待合室から診察スペースに入ると、横一列に診察室のドアがずらっと並び、ドアには部屋の番号と担当医師の名札がかかっている。その前に

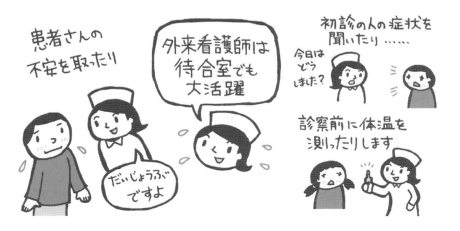

は3人がけのベンチ。診察の順番が迫った人は看護師さんに呼ばれて、待合室からこのベンチへ移ってくる。そのあと医師から呼ばれると、いよいよ診察室へ！

診察室では？

　診察室に入ると、左側の壁に医師のデスクと椅子、右の壁際に診察用のベッドと椅子が置かれている。

医師「**診察室では、患者さんの話を聞く問診からスタートするんですよ。**たとえば『咳と微熱が続いていて苦しい』という初診の患者さんが来たら、それがいつ始まったのかをくわしく聞いて、喉を診たり、聴診器で呼吸音を確かめたり、血圧を測るなど、必要な診察を進めていくんだ」

鈴木くん「その時看護師さんもそばにいて、診察のお手伝いをするんですよね」

医師「そう。お年寄りの患者さんが服を脱いだりベッドに横になるのをサポートしたり、採血や注射を打つなどの医療行為も看護師さんが手伝ってくれる」

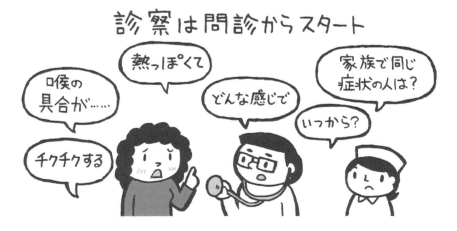

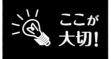

病院にはいろいろな種類がある

ケガや病気を治してもらうところを私たちはふだん「病院」と呼んでいるけれど、本当はもっとくわしく分けられている。医療についての法律(医療法)では、入院用のベッド数が19床以下の施設を「診療所」という。「○○医院」「○○クリニック」という名前のところは、たいていこの診療所だ。

「病院」は入院ベッド数が20床以上ある施設だけれど、これも治療の内容によって、一般的な治療を行う「一般病院」、地域の診療所や小規模病院を支援する「地域医療支援病院」などに分けられている。

軽い症状ならまず診療所で診てもらい、必要があればそこから病院を紹介してもらうのが、一般的な病院のかかり方だ。

看護師「患者さんによって診察や治療の内容はすべて違うので、外来看護師の仕事はマニュアル化できないの。その場その場で機転を利かせて、必要なことを素早くていねいに行うのが私たちの腕の見せどころよ」

佐藤さん「診察や検査って、ぜんぶこの診察室で行うんですか?」

医師「検査の種類によっては、ほかの場所に行ってもらうこともありますよ。風邪をこじらせて肺炎になってしまったかな、と疑われる患者さ

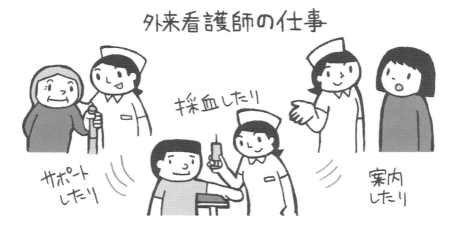

んには、放射線科で胸のレントゲン写真を撮って、またここへ戻ってきてもらったり」

看護師「高齢の患者さんが検査室へ行く時などは、私たちがつきそいます。その途中で患者さんが、先生には言わなかった話をしてくれることもあるんですよ。たとえば『今日は風邪で病院に来たけれど、最近尿の出が悪くなって、それも心配なんだ』とか。その場合は『じゃあ、あとでそれも先生に伝えて、泌尿器科の診察も受けたらいかがですか』とすすめたりします」

カルテは大事な情報記録

　血液検査、尿検査の結果やレントゲン写真などは、20〜60分ぐらいで診察室に届く。医師はこの結果を見て、身体の悪いところを探したり、どんな治療方法があるかを考えていく。

医師「検査の結果に異常が見られなければ、咳止めや熱を下げる薬など患者さんの症状をやわらげる薬を選び、1週間後ぐらいに再来の予約を入れて、この日の診察はおしまい。でも、もし検査結果に心配な点があれば、よりくわしい検査の予約をしたり、疑われる病気によっては院内

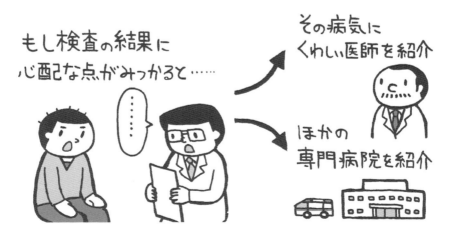

でその病気を専門に診ている先生に紹介するとか、ほかの専門病院を紹介する場合もあります」
佐藤さん「患者さんの診察記録は、パソコンに残しておくんですか？」
医師「そう。診察の内容や検査の結果、病名、出した薬の名前を記録する書類を『カルテ』というんですよ。この病院では紙に書くのではなく、パソコンの『電子カルテ』を使っています。カルテは患者さんごとにつくるから、それを見れば身体の状態や治療経過がわかる。それに、治療にかかった費用もこのカルテをもとにして計算されるんだ」

診察が終わったらお会計

　診察のあと、薬が出た人は薬剤室でそれを受け取るが、その前に外来会計窓口で支払いをすませなくてはいけない。治療にかかった費用を計算してくれるのは医事課のスタッフ。**大きな病院では医療に直接かかわる人以外に、事務スタッフもおおぜい働いているんだ。**
鈴木くん「診察とか検査にかかった費用って、どうやって計算するんですか？」
医事課職員「どこの病院でも保険診療をしていますが、これは

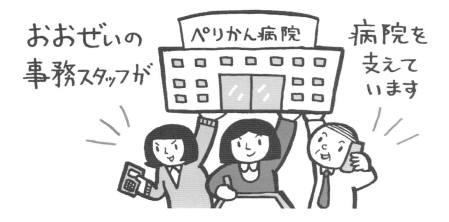

点数制になっているのよ。この治療は何点、この検査なら何点と、国が定めているの。全国どこの病院でも、1点は10円。私たちは、カルテに書かれた内容を見て、すべての点数を足していきます。たとえば検査と注射とお薬で合計500点になった患者さんの場合、10円×500だから5000円。でも、患者さんは健康保険に入っているから、通常はそのうち3割を払えばいいのよ。さて、この患者さんへの請求額はいくらになるでしょう？」

佐藤さん「え〜と……5000円のうち3割だから、1500円」

医事課職員「よくできました！」

看護師「会計までたどりつきましたね。じゃあ、最後に薬局へ行ってみましょう。医師が薬を出すことを"処方"といいます。薬については医師からも患者さんに説明しますが、私たちが補足したり、ちょっとしたアドバイスをすることもあるんですよ。たとえば、お湯をわかして部屋に湿気を与えると咳が少し楽になりますよ、とか。医師は忙しいから、説明しきれないことがあったり、難しい専門用語を使うこともあるの。そんな時は『わからないことや気になることはありませんか？』と患者さんに尋ねることも大切。診察室で患者さんが不安そうにしていないか、会計をしに行く前に何か聞きたそうにしていないか、さりげなくチェッ

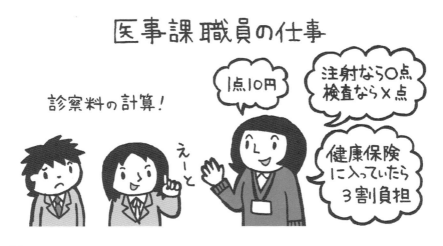

> **コラム　病院看護師の３つの仕事場**
>
> 　病院で働く看護師を大きく分けると、ここで紹介した外来看護師のほかに、病棟看護師、手術室看護師もいる。
> 　病棟看護師は、入院中の患者さんをお世話するのが主な仕事。体温や血圧を測る、薬を出す、食事を運ぶ、精神的にはげますなどあらゆる面から患者さんを支える。手術室担当の看護師は、手術に立ち会って医師にメスなど手術器具を手渡したり、患者さんの状態を見ながら手術の記録をつけていくのが主な仕事だ。
> 　外来や病棟では、医師とのあいだに立って質問の受け答えを伝達してくれることも多く、また検査などにもつきそってくれるので、患者さんにとっては看護師が病院でいちばん身近な存在だ。

クするのも外来看護師の役目なんですよ」

薬を受け取って、今日はおしまい

鈴木くん「薬をもらう場所はどこなんですか？　病院の外で受け取る場合もあるって聞いたことがあるんですけど」
看護師「病院の外にある院外処方箋薬局でもらう、という病院も増えて

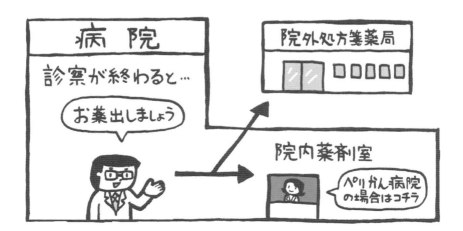

病院の外来ではどんな人が働いているの？

きました。でもここは院内薬剤室のカウンターで受け取るシステムよ。薬剤室の中に行ってみましょう」

佐藤さん「すごい薬の数！　お薬の種類って、たくさんあるんですね。これをぜんぶ覚えるなんて大変そう」

薬剤師「そうね。それにぜったい間違えて渡してはいけないから、チェックにもとても気をつかうんですよ」

鈴木くん「カウンターで薬を渡す時、患者さんとお話ししていますよね。どんなことを話しているんですか？」

薬剤師「**私たち薬剤師は、ただ処方された薬を出すだけではなく、患者さんに薬の効果や副作用を説明したり、飲み方や使い方の指導もしています。**ほかの薬との飲み合わせが悪いものもあるので、今、別の薬を飲んでいるかどうか聞いたり、アドバイスもするんです」

佐藤さん「病気を治すためのお薬も、飲み方や使い方を間違えると効かなくなることがあります？」

薬剤師「あります！　かえって体調を悪くすることだってあるんですよ。だから言葉でも説明するし、薬の写真つきの説明書も渡しています」

看護師「今日の外来見学は、薬の受け渡し窓口が終着点。どう、おもしろかった？」

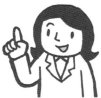

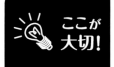

医師の専門化、医療の細分化が進んでいる

病院で患者さんを診る医師を「臨床医」といって、法律（医師法）ではどの分野の病気を担当してもいいことになっている。

といっても、実際の医師は内科、外科、皮膚科など自分の専門分野の治療を行っているのがふつうだ。

また内科医のなかでも胃や腸など消化器官を専門に診る消化器内科、肺など呼吸器を診る呼吸器内科といったように、自分の専門分野をしぼっていく医師が多い。

看護師も精神看護専門看護師、がん看護専門看護師など専門化が進んでいるし、検査などの部門でも同じだ。今の医療は、こうした各分野の専門家がチームを組んで患者さんを支えている。

鈴木くん「一人の患者さんの診察や治療に、多くのスタッフがかかわっていて、ちょっとびっくりしました」

佐藤さん「お医者さんだけが病気を治すんじゃなく、チームで患者さんを支えているんですね」

看護師「そう。いい医療には、チームワークがぜったい必要なんです」

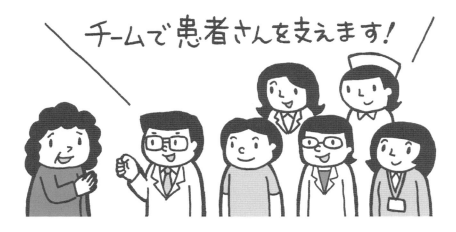

病院の外来ではどんな人が働いているの?

働いている人に Interview! ①

内科医

具合の悪い人を診察し、
主に投薬や食事療法によって、
治療を行う仕事。

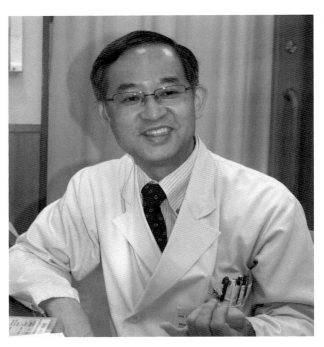

山沖和秀さん
（やまおきかずひで）

循環器内科医。都内にある病院の副院長職と医療系大学の教授職もこなしながら、月曜から土曜まで診察や治療に当たっている。笑顔と優しい口調で、患者さんの痛みや不調をやわらげてくれる先生だ。

Interview!

> ### 内科医ってどんな仕事？
>
> 　内科医は病気の原因や進行度をつきとめ、薬で治してくれるお医者さん。病院に来る人にとって、最初に診察してくれる医師でもある。入院が必要な患者さんの主治医になることも多い。以前は手術で病気を治す外科医との違いがはっきりしていたが、最近は内科医も内視鏡を使った手術をするようになってきた。

内科医は身体が不調な人の相談係

　医師は内科医と外科医に大きく分けられますが、もう少しくわしくいうと、内科や外科のなかにも専門分野があるんです。僕の場合は、心臓の病気を診る循環器内科が専門。でもふだんは、「頭が痛い」「胃がむかむかする」という患者さんも診察しています。身体の不調で困っている人たちの「なんでも相談係」、といえばわかりやすいかな。

　はじめて病院に来た患者さんに対しては、顔をしっかり見て話すことを心がけています。病院に来る人は「悪い病気だったらどうしよう」とか、みんな不安な気持ちをもっているんです。そんな時お医者さんが自分を見ないでコンピュータの画面ばかり見ていたら、ますます不安になるでしょ。だから「だいじょうぶ、ちゃんと診ますよ」という思いを伝えて、ほっとしてもらうことも大事なんです。

　診察はまずお話を聞き、顔や皮膚の状態を目で見て確かめたり、身体を触ったり、聴診器で呼吸や心臓の音を聴く。危険じゃない病気は、これだけで9割ぐらいわかるんです。血を採ったりする検査は患者さんにも負担がかかるし、料金も高くなってしまうので、風邪や胃炎など軽い病気が疑われる時は、まず薬を出して4、5日ようすをみてもらう。それでも症状がよくならない時は血液検査や尿検査、それにレントゲンやCT装置（P.97を参照）などを使って原因を調べていくんです。

　治療方法にかんしては、必ず患者さんに説明します。いくつか治療法が考えられる場合、昔はお医者さんが選んでいました。でも、今は患

者さんにすべての治療法を説明して選んでもらいます。医師と患者さんが常に話し合いながら治療を進めていくところが、以前の医療と大きく変わった点なんですよ。

みんなで治す「チーム医療」のまとめ役

　検査技師さんや薬剤師さんなど、いろいろな専門家とチームを組んで治療するようになったのも、新しい医療の特徴です。特に重い病気にかかっている人や、一人でいくつも病気をかかえている患者さんは、チーム医療じゃないと治せません。チームのメンバーたちとは、カンファレンスという会議を年中しています。

　チーム医療では内科医が主治医として中心になることが多いので、みんなをまとめていかなくてはいけない。治療のためには専門的な知識や技術を身につける以外に、医療仲間や患者さんといい人間関係をつくれる能力も必要なんです。

　最近は病気を「治す」だけじゃなく、病気にならないための方法を指導することも内科医の仕事になってきました。まだ病気とは言えないけ

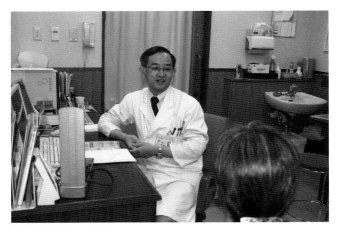

患者さんの診察中です

れど、このままでは病気になるおそれがあるという人も病院に来ます。たとえば血圧が高めだったり、血液に脂肪が多く含まれているので脳卒中や心臓病が心配だ、という人たち。こういう人は薬を飲むだけじゃなく、食事や運動で身体をよくしていくことも必要なので、栄養士さんや理学療法士さんとも相談しながら、体調を管理して病気を予防する方法を伝えていきます。

　病気の末期症状でもう治療方法はない、という患者さんの相談に乗るのも僕たちの仕事です。人は誰でもいつかは死んでいきますが、最期の日までなるべく苦しまず、ふつうの生活をしていたいですよね。麻酔

内科医のある1日

8時	病棟回診。主治医として担当している入院患者さんを診察する。
8時30分	外来診察室で診察開始。午前中だけで、20人の患者さんを診る。
12時	お昼休み。病院内の食堂で昼食をとる。
13時	午後の外来診察開始。
14時	外来診察の合間をぬって、病棟回診。主治医として担当している入院患者さんを診察する。
16時30分	外来診察終了。
17時	院内での会議に出席。
18時	病棟回診、カルテ整理。
19時	帰宅。

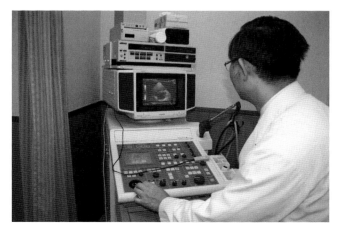

エコーで患者さんの体内を検査します

科、リハビリテーション科、精神科などの先生と相談しながら、患者さんが質の高い生活を送れるようお手伝いしています。

内科医も手術をする!?

ところで、医師は内科医と外科医に分かれると最初に言いましたが、その違いを知っていますか？　内科医は薬を使って病気を治す、外科医は手術で病気やケガを治す、というのが基本の分け方。でも実は、内科医も内視鏡などを使って手術をするんですよ。

内視鏡というのは細い管に小型カメラをつけた装置。もともとは身体の中を検査するために開発されましたが、技術が進歩して内視鏡で手術もできるようになったんです。

循環器内科でいえば、カテーテルという細い管を使った手術や、ペースメーカーという心臓に電気的な刺激を与える小型器械を胸にうめこむ手術を僕たちもしています。

僕が循環器内科を選んだのは、医学生時代に超音波検査器で心臓が動いている画像を見て「すごい、こうやって動いているんだ！」と感動し

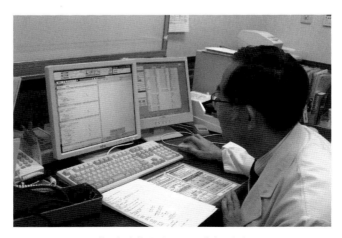

薬の処方箋はパソコンで作成します

Interview!

　たからなんです。でもその時はまさか、内科医の自分が手術もすることになるとは考えてもいませんでした。
　医学は日進月歩ですから、「へえー、そんな治療法ができたんだ」とか、驚きや感動は今でもよくあります。昨日までの常識ががらっと変わることも、医学界ではめずらしくないんですよ。薬もどんどん新しいものが開発されるので、薬剤師さんから新情報を教えてもらっています。
　専門分野の勉強は学会や講演会でしていますし、自分の研究を学会で発表することもあるから、毎日学習と実践をくり返しているのが医師の仕事、ともいえるかもしれませんね。
　とっても忙しいけれど人の役に立つ仕事ですから、やりがいは大きいんです。もし医師の仕事に興味をもっている人がいたら、理数系の勉強だけじゃなく、たくさんのことや人に興味をもって、幅広い勉強をしておくことをおすすめします。直接患者さんと会う臨床医は、人とのつきあいが大切です。でも、医師になりたいけれど人づきあいは苦手という人にも、研究室で医学の発展のために研究するお医者さんになる道もありますよ。

内科医になるには

どんな学校に行けばいいの？
　医師になるためには、大学の医学部か医科大学で６年間専門的な勉強をすることが必要だ。そのあと医師国家試験に合格すれば、医師免許をもらえる。ただし、免許があってもすぐに仕事ができるわけではない。研修医として内科や外科などさまざまな科を回って経験をつみ、専門分野を選んでから医師としての本格的な仕事がスタートする。

どんなところで働くの？
　病院のほか研究室で医学の研究をする医師もいるし、死んだ人を解剖して死因を特定する仕事もある。また保健所や厚生労働省、WHO（世界保健機関）といった組織で活躍したり、宇宙医学の研究者として宇宙に行くことも可能だ。

病院の外来ではどんな人が働いているの？

働いている人に Interview! ②

▶ 薬剤師

薬剤室にある膨大な薬を管理して、それぞれの患者さんに合わせた調合と、使用法の説明を行う仕事。

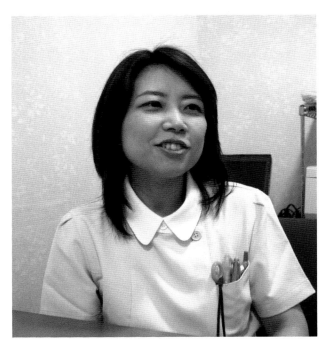

谷口美奈さん

大学の薬学部を卒業後、国家資格を取得して薬剤師となる。今は私立総合病院の院内薬剤室に勤務。外来患者さんの薬を用意するほか、医師たちとともに入院患者さんの投薬治療にもかかわる。

Interview!

薬剤師ってどんな仕事？

あらゆる薬剤を取り扱う専門家。病院や薬局などで、医師が書く処方箋に基づいて薬を調合するのが仕事だ。患者さんに薬を渡す時は使用法や注意点を説明する。医師や看護師に新しい薬の情報を提供したり、アドバイスを行うこともあるよ。病院では医薬品の在庫管理や、薬の仕入れにもかかわる。

治療や予防に欠かせない薬の専門家

　病院内の薬局で働く薬剤師は、外来患者さんや入院患者さんの薬を調剤するのが主な仕事です。私が働いている病院では、外来用の薬を用意するのがメイン。外来には1日平均900人の患者さんがやってきますが、そのうち薬が必要な人は500人ぐらい。その500セットを10人の薬剤師でつくっていきます。

　外来診療がスタートするのは朝の9時。それから10分くらい経つと、パソコンを通じて薬剤室に「処方箋」がつぎつぎと送られてきます。処方箋というのは、医師が患者さんに出す薬を書いた書類のこと。これをプリントアウトして指示通りに薬をそろえ、薬の効果や副作用、使用法などを書いた説明書といっしょに袋につめて、患者さんに手渡していきます。

　こういうと、簡単な流れ作業と思われるかもしれませんね。でも、決して単純な仕事じゃないんですよ。この病院の薬剤室には、飲み薬だけでも約600種類、外用薬と呼ばれるぬり薬や貼り薬が300種類、注射用の薬が400種類、合計1300種類もの薬が置かれています。そのなかから注文された薬を素早く選び取り、「錠剤を半分に砕く」とか「粉末にして渡して欲しい」といった手間のかかる指示にも対応していかなければならないので、神経を使う仕事なんです。

　それに一日中ずっとピーク、というほどの忙しさ。でも、どんなに忙しくても、ぜったいにチェックは欠かせません。

薬をセットする時は、ダブルチェックをしています。たとえば私がつくった薬のセットが処方箋の内容と合っているか、別の薬剤師に確かめてもらってから患者さんに渡すのが決まりです。

処方箋に書かれている薬の種類や量だけでなく、それを使う患者さんの年齢なども見て、「このお年の方にこの量は多すぎませんか？」と、担当の先生に確認することもあります。

膨大な種類の薬をぜったい間違えずに扱う

病院の薬剤師はずいぶん念入りにチェックするんだな、と思いましたか？　もちろんそれにはわけがあります。薬は身体を治すためにつくられたものですが、実はどんな薬にも副作用があるんです。副作用というのは、本来の目的以外の効果のこと。たとえば頭痛をおさえる薬に、胃が痛くなったり眠くなるという副作用が出たりします。

だから万が一、薬の種類や量を間違って患者さんに渡してしまったら大変。そんな事態を避けるために、チェックを厳重にしているんです。薬の整理法も、同じ種類の錠剤で1mg錠と2mg錠がある場合は、ま

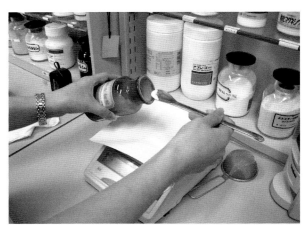

調剤は計測器を使って慎重に

ぎらわしいのでわざと離れた場所に置くなど、ミスを防ぐためにいろいろな工夫をしています。

院内で使う注射の薬も、慎重に扱わなければなりません。そのなかでも痛みをおさえるために使う医療用麻薬や、がん患者さん用の抗がん剤は、管理も調合も細心の注意がいります。

抗がん剤はとても副作用が大きいので、少しでも調合を間違えると患者さんの命を脅かしてしまうことがあり得るからです。それに抗がん剤は透明なものが多いので、正しい調合ができているかどうか、目で見ただけではわかりません。

薬剤師になりたてのころ、注射の

薬剤師のある1日

8時	出勤。タイムカードを押し、白衣に着替えて薬剤室へ。
8時30分	入院患者の点滴や注射を準備。間違えないようにダブルチェック。
9時	外来が始まり、診察の終わった患者の処方箋が流れてくる。休む間もなく調剤。
13時	処方箋のピークがひと段落して、ようやく昼食へ。
14時	午後の外来の調剤。
15時	製薬会社のMRと打ち合わせ。
16時	入院患者への薬剤指導。
17時	薬剤室にある薬の在庫を確認。足りないものを医薬品卸会社に発注する。
18時	院内での勉強会に出席。
19時	帰宅。

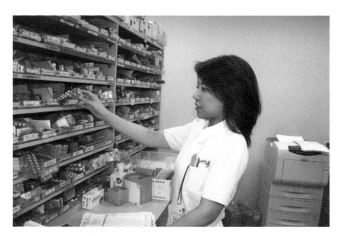

たくさんの薬のなかから必要なものだけを取り出していきます

抗がん剤の調整を任された時の怖さと緊張感を、今でも覚えています。以前勤めていた病院では、こうした難しい薬の調合は3人の薬剤師がいっしょにチェックしながら行っていました。

今の勤め先では、入院病棟で使う薬は私たち薬剤師が準備しますが、薬を調合するのは病棟看護師さんの仕事です。つまりプレッシャーのかかる仕事を病棟看護師さんに任せてしまっているので、ちょっと悪いなあと思っています。だから、外来患者さんの薬を用意する合間をぬって、なるべく病棟にも行くようにしているんです。

入院患者さんたちに薬のくわしい説明をしたり、病棟の看護師さんたちと意見や情報を交換したりすることも、薬剤師にとって大事な仕事ですから。

看護師や医師、栄養士と連携して治療にかかわる

医師や看護師のほか、栄養士ともよく話します。薬のなかには、ある食べものと相性がよくないものもあるからです。ひとつ例をあげると、血圧を下げる薬のなかでカルシウム拮抗剤という分類に入る薬。これを

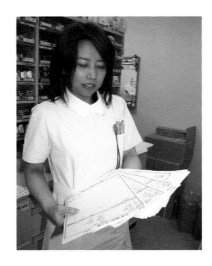

毎日たくさんの処方箋がくるんですよ

Interview!

グレープフルーツなどかんきつ類を食べたあとに飲むと、薬が効きすぎて血圧が急に下がってしまうことがあるんです。
「あの入院患者さんのデザートにグレープフルーツを出したいんだけど、薬との相性はだいじょうぶ？」
栄養士さんからは、こんな質問をよく受けます。
「この患者さんのカロリーは、点滴薬でとるのと流動食でとるのとどっちがいいかな」
こうしたミーティングを、医師、看護師、栄養士たちとする機会も増えてきました。
もともと大好きな理系で資格をとりたい、という理由で選んだ薬剤師の仕事ですが、今では大きなやりがいを感じています。薬局の窓口で患者さんに直接薬の説明をするのも楽しいですし、医療チームのなかの薬の専門家として、治療にももっと積極的にかかわれる薬剤師になりたいですね。

薬剤師になるには

どんな学校に行けばいいの？

薬剤師になるためには、高校卒業後、薬科大学か薬学部のある大学へ進んで6年間勉強することが必要だ。大学合格のかぎをにぎるのは理数系の科目なので、薬剤師をめざす人は中学時代から理科や数学をしっかり勉強しておこう。薬科大学か大学の薬学部を卒業すると、薬剤師の国家試験を受ける資格が得られる。

どんなところで働くの？

ここでは病院内の薬局に勤める薬剤師の話を紹介したが、今は病院で処方される薬を院外の「調剤薬局」で受け取ることも多い。現在は薬剤師のおよそ半数が調剤薬局や、一般的な町の薬局で働いている。また大学に残って研究を続けたり、製薬会社に就職してMRと呼ばれる薬の情報提供職に就く薬剤師もいる。

ほかにもこんな仕事があるよ！

助産師

どんな仕事？
　子どもを出産する女性のお手伝いをする仕事。出産する時の介助が仕事の中心だが、はじめて子どもを産む女性に日常生活上のアドバイスをしたり、出産後も赤ちゃんの入浴法、お乳のあげ方、育て方などを教える。周囲に出産経験者がいない環境で子どもを産む女性にとっては、とても頼りになる存在だ。

この仕事に就くためには？
　助産師の資格がとれるのは、看護師資格をもっている人に限られる。だから助産師をめざす人は、まず高校卒業後に看護専門学校や看護大学に進み、看護師の国家試験を受けよう。看護師資格がある人は、1年制の助産師養成校で学ぶか、大学で2年間専門の勉強をおさめると、助産師の国家試験を受けられる。勤め先は病院の産科や産婦人科医院が中心だが、助産院で働いている人もいる。また、独立した助産師として、自宅出産を手伝っている人もいる。

病院事務員

どんな仕事？
　この章では外来患者さんの医療費を計算する仕事を紹介したが、ほかにも病院にはいろいろな医療にまつわる仕事がある。たとえば外来や入退院の受付業務、病院で使う器具や備品の注文や管理にかかわる事務、総務関係の事務などだ。Chapter5（P.129～）の見学記も参考にして欲しい。

この仕事に就くためには？
　専門学校に通ったり、特別な資格をとらなくても病院の事務スタッフになれるが、一人前に仕事をこなしていくためには、医療にかんする法律や勤務先の病院で行っている治療について勉強することも必要だ。
　レセプト（診療報酬明細書）と呼ばれる書類をつくる「医療事務」の仕事には、専門学校や民間の認定制度も設けられている。医療事務についても、Chapter5の見学記を参考に。

Chapter 3

入院病棟やリハビリ室ではどんな人が働いているの?

入院病棟やリハビリ室ではどんな人が働いているの？

入院・リハビリの仕事を

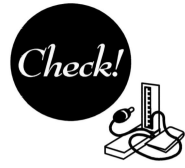

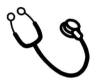

入院病棟は、言ってみれば病気やケガを治すための「仮住まい」。
治療や検査、リハビリ、食事や薬での栄養補給、日常のケアなど、それぞれの担当スタッフが早く自分の家に戻れるように手助けしてくれる。

救急センターは夜中もフル回転！

今回は入院病棟の見学にやってきた鈴木くんと佐藤さん。2人が病院に着いた時、サイレンが聞こえてきた。救急車だ！　車は病院正面を通りすぎ、脇にある救急センターの入り口へと進んでいく。

　佐藤さん「救急車で患者さんが運ばれてきたみたい。救急車で病院に来て、そのまま入院する人もたくさんいるのかしら？」

　鈴木くん「どうなんだろう……。入院病棟を見に行く前に、救急センターに寄ってみよう！」

一般の外来と違って、病院の救急室には病気で発作を起こした人やひどい痛みが出た人、また事故で重傷を負った人など、緊急の手当てが必要な人たちがやってくる。

鈴木くん「救急センターに来る患者さんは、みんな手術や入院が必要な人なんですか？」

医師「いや、そうとも限らない。というより、緊急にどんな処置をすればいいか、手術や入院が必要かどうかを素早く判断するのが救急の医師の仕事でもあるんだ。救急車で患者さんが来る時は、いっしょに乗っている救急救命士がその人の具合をみて、心臓マッサージなど必要なことをしておいてくれる。**病院に着いたら救命士から患者さんの状態を聞いて、私たち救急医が診察と適切な治療を進めていく**」

佐藤さん「じゃあ、救急診療の先生は、ケガの人も病気の人もみんな診るんですね」

医師「そう。でも、症状が重い時は、ほかの科の人たちにも協力をお願いするよ。大ケガをした人の緊急手術が必要な時は、外科の医師を呼んで手伝ってもらう。『胸がすごく苦しい』と言う患者さんが来たら、心臓病の可能性が高いので心臓専門の医師、臨床検査技師、放射線科の技師など各分野のスタッフに協力してもらいながら、緊急に原因を確かめて治療をしていかなければならない。病院に着いた時は症状が軽くなっていても、実は命にかかわる病気にかかっていることもあるので、スピードのほか慎重な見極めも大切なんだ」

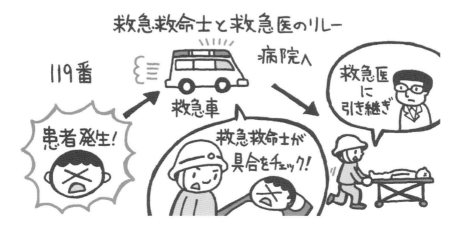

入院病棟やリハビリ室ではどんな人が働いているの？

入院・リハビリの仕事をイラストで見てみよう

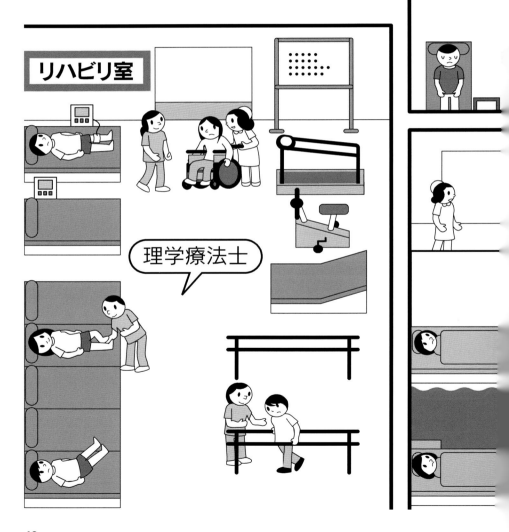

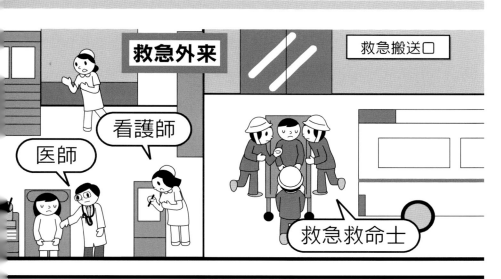

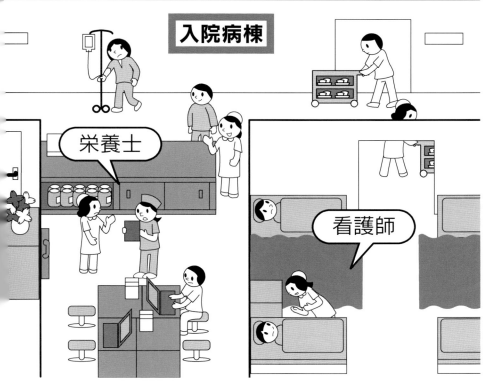

入院病棟やリハビリ室ではどんな人が働いているの？

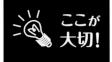

救急病院にも種類がある

　このページで説明したように、緊急に診察が必要な患者さんを診てくれるのが救急指定病院（救急病院）だ。これは各都道府県の知事が指定しているが、実は救急病院にも「一次救急」「二次救急」「三次救急」と３つの種類がある。

　一次救急病院とは、入院や手術をしなくてもすむ人を診るところ。二次救急病院は、入院や手術が必要な重い症状の人を受け入れる。三次救急病院には、命にかかわるほど重い病気や大ケガを負った人が運ばれ、「救命救急センター（ER）」と呼ばれる部屋で治療する。

　日曜も祝日も朝も昼も夜も、病気やケガで困っている人を救うため、日本中の救急病院で大勢の医師や看護師が働いている。

鈴木くん「夜中に具合が悪くなっても診てもらえるんですか？」
医師「もちろん！　**救急医は交替で当直して、24時間体制で患者さんを受け入れている。**ほかの科のスタッフも順番で当直しているけれど、たまたま当直以外の先生に診てもらう必要がある患者さんが来た時は、電話で先生を呼び出してかけつけてもらうよ」
佐藤さん「すごい！　救急部門がある病院では、いつでも患者さんを受

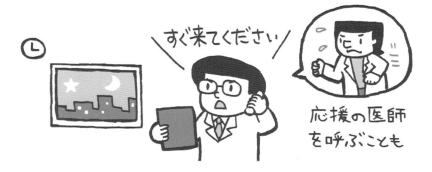

け入れる態勢が整っているんですね」

入院病棟は24時間看護

　救命センターから入院病棟へ向かった鈴木くんと佐藤さん。10階建てのこの病院では、4階から10階までが入院病棟だ。ふたりがやってきたのは、7階の内科病棟。エレベーターを降りると、両側にたくさんの病室が並んでいる。

鈴木くん「病室の名札を見ると、一人しか名前が書いていなかったり、4人の名前が書いてある部屋もあるね」

佐藤さん「ほんと。個室と共同の部屋と分かれているのかな？」

看護師「その通り。この病院では、個室とふたり部屋、4人部屋に分かれています。個室とふたり部屋は、大部屋に比べて料金も高く設定されているの。でも、受けられる医療の内容は変わりません。私たちは、どの部屋の患者さんにも同じように接しています」

鈴木くん「入院病棟の看護師さんって、どんな仕事をするんですか？」

看護師「たくさんあるんですよ。医師の指示に従って患者さんの体温や血圧を測ったり、検査の依頼をしたり、食事やお風呂の介助をしたり、

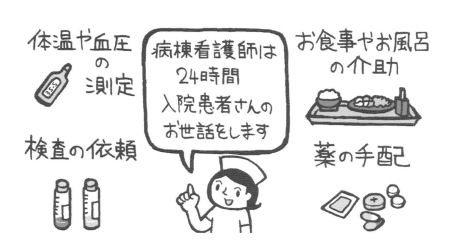

薬の手配もして、**24時間入院患者さんをお世話するのが仕事です」**
佐藤さん「えっ、24時間ずっとお仕事？」
看護師「一人で24時間じゃないわよ。**2交代制の病院も増えてきたけれど、ここは8時間ずつの3交代制。**担当する患者さんの状態や行った治療、ごはんをどのくらい食べたかも記録しておいて、ナースステーションでつぎの看護師にバトンタッチしていくの」
鈴木くん「看護師さんたちがいるナースステーションって、部屋じゃなく廊下から見えるようになっているんですね」
看護師「そう。そのほうが患者さんやご家族の方が来た時、声をかけやすいでしょ。医師も朝や午後に何度か病棟に来るけれど、患者さんはその時医師に聞き忘れたことがあると、私たちに聞いてくるの。それを医師に確認して患者さんに伝えたり、ご家族の方に治療の経過や退院のめどについて簡単に説明することもあるのよ」
佐藤さん「ベッドから起きあがれない人が看護師さんを呼びたい時は、どうするんですか？」
看護師「ベッドの枕もとにある『ナースコール』という押しボタンを使うんです。患者さんがそれを押すと、ナースステーションにランプが点灯して、あっ、6号室の佐藤さんが呼んでる、とわかる仕組みになって

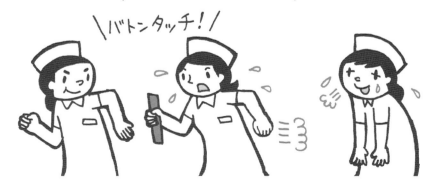

いるの」

鈴木くん「いっぺんにたくさんのランプがついたら大忙しですね」

看護師「ほんとにそう。朝起きてすぐにナースコールをする人が多いので、**朝はてんてこ舞い。朝食の配膳もあるから、朝がいちばん忙しい時間帯かな**」

佐藤さん「食事メニューは誰が考えているんですか？」

看護師「患者さんによっては脂肪分や塩分を控えるなど制限があるので、医師が『食事箋』という用紙に書いて栄養士さんに指示を出すの。それをもとに、栄養士さんが1カ月単位でメニューを決めていきます。調理場ものぞいてみたい？」

鈴木くん・佐藤さん「行きた〜い！」

コラム
入院患者さんの1日

どこの病院でも、入院生活には基本のスケジュールがある。その一例を紹介しよう。入院患者さんの1日は、意外と忙しい!?

6時30分	起床。
7時30分	医師・看護師巡回（体温、血圧測定など）。
8時	朝食（食後は薬を飲む）。
9時30分	看護師巡回（体温、血圧測定など）。
12時	昼食（食後は薬を飲む）。
14時〜17時	医師・看護師巡回（各種検査、治療）、入浴など。
18時	夕食（食後は薬を飲む）。
20時	看護師巡回。
21時	消灯。
24時〜6時	眠っているあいだ夜勤看護師が2、3度巡回。

病棟看護師は朝は大忙し！

ナースコール　食事の配膳　薬の手配　巡回

栄養士さんは病院の"お母さん"

　ぺりかん病院の調理場は地下にある。入院病室がたくさんある病院には毎日山のように食材が届くので、それを運びやすい場所につくられているのだ。

佐藤さん「病院の調理場って、ちょっとなつかしい感じがします。私が通っていた小学校では学校内で給食をつくっていたけれど、その調理場とそっくり！」

栄養士「給食のメニューは、全員同じだったでしょ？　ここでは約400人の食事をつくっているけれど、**メニューは患者さんの症状によって何種類もあるんですよ。**ケガで入院している人や病気での入院でも食事に制限がない人には、栄養バランスのいいふつうのメニューを出します。カロリーや食材に制限がある人は、それぞれの人に合わせてメニューを組み立てて、調理師さんといっしょにつくっていきます」

鈴木くん「この献立表にはA食とB食の2種類書いてあるけど……」

栄養士「そう、毎食ごとに2種類のメニューを用意して、好きなほうをリクエストしてもらうんですよ。最近はメニューを選べる病院も多く

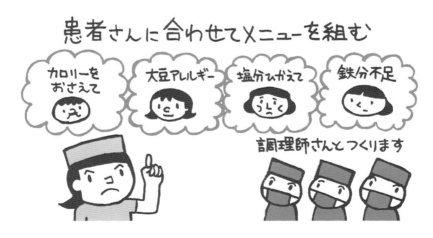

患者さんに合わせてメニューを組む

カロリーをおさえて　大豆アレルギー　塩分ひかえて　鉄分不足

調理師さんとつくります

なってきました。入院患者さんにとって食事は楽しみなので、なるべく好きなものをおいしく食べてもらえるよう、私たちもいろいろ工夫しているのよ」

佐藤さん「でも、病気が重くてごはんが食べられない人もいますよね」

栄養士「そうね。そういう人には点滴で栄養をとってもらって、元気になったら流動食に替えたりしています。胃や食道など消化器の手術をした人も、点滴からおもゆ、おかゆ、とだんだん固形のメニューにしていくんです。かたいものが噛めない人のために、おかずを細かく切って出すこともありますね」

鈴木くん「ほんとに患者さんによっていろいろな食事をつくるんですね。それをいっぺんに病室へ運ぶのも大変そう」

栄養士「間違えないようにトレーに名札をつけて、温冷配膳車に入れて運びます。温かいものは冷めないように、冷たいものは冷たいまま患者さんに届けるんですよ」

佐藤さん「栄養士さんって、病院のお母さん的な役目をしているんですね」

栄養士「ああ、そうね。お母さんが子どもの栄養バランスを考えて食事をつくるように、私たちも常に患者さんが早く回復するような食事メ

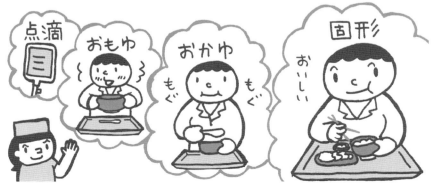

回復状態でメニューが替わる

入院病棟やリハビリ室ではどんな人が働いているの?

ニューを考えていますからね。そのためには、**患者さんから食事の感想や意見を聞くことも大事なんです**。それに医師や看護師さん、薬剤師さんとも患者さんの食事についてよく話し合っていますよ」

入院したら、即座にリハビリ開始!

　調理場からつぎに向かったのはリハビリ室だ。リハビリとはリハビリテーション(社会復帰のためのあらゆる支援)の略で、病院のリハビリ室とは、ケガや病気で落ちた体力や機能を取り戻すための練習をする部屋のこと。室内には歩行用の手すりや、筋力をつけるための道具など、器具もたくさん置いてある。

鈴木くん「ベッドの上で足の屈伸運動をしている人もいるし、松葉杖を使って歩いている人もいるし、リハビリっていろいろなやり方があるんですね。そのプログラムを組んでくれるのがリハビリの先生?」

理学療法士「そう。正式には理学療法士という職種名なんだけれど、たしかに患者さんからは『リハビリの先生』と呼ばれているね。鈴木くんが言ったように、僕たちが医師や看護師から患者さんの情報を聞いて、**その患者さんに合った治療のプログラムをつくって**

栄養士は常にメニューをリサーチ!
患者さんから いろいろ意見を聞いています
看護師さんと
薬剤師さんと

56

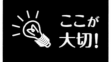

リハビリテーション医療にかかわる人たち

リハビリテーション（リハビリ）にかかわる人は、ここで紹介した理学療法士のほかにもいる。
脳卒中などの後遺症で言葉がうまく話せない患者さんには、言語聴覚士が話す訓練をしてくれる。
はっきりものが見えない、二重に見えるなど、目の働きに障害がある場合は、視能訓練士が視力の回復を手伝う。
身体や心の病気で食事や着替えなど日常生活に必要なことがうまくできない人には、作業療法士や音楽療法士がかかわることもある。絵、工作などの作業や、いっしょに楽器を演奏するなどして、患者さんの身体機能回復と日常生活への復帰を手助けしてくれるのだ。

いく。ここは理学療法のための部屋だけど、リハビリテーションの中には手工芸などをする作業療法や、話す練習などをする言語療法もあるんだよ」

佐藤さん「リハビリって、手術が終わった人とか、退院が近い人がするんですか？」

理学療法士「以前はそういう病院が多かったけれど、今は手術の前か

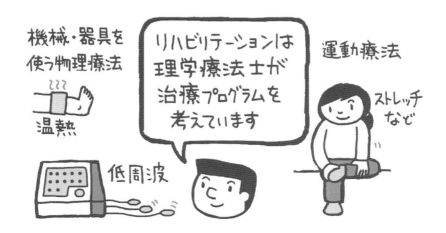

らすることも多い。たとえば、足を骨折した人の手術がなかなかできない時がある。すると患者さんは、手術を待っているあいだに身体全体の筋力や体力が落ちてしまうから、入院したその日から骨折していない側の足など、動かせるところはぜんぶ動かしておくんだ」

鈴木さん「リハビリって、ちょっと痛かったり苦しかったりするものもありそうですよね」

理学療法士「そうだよね。たとえば脳卒中といって脳の血管が破れたり詰まったりする病気で身体がマヒした患者さんが、少しずつ機能を回復していくのって、ものすごく努力がいると思う。でもね、本人が『がんばって杖なしで歩けるようになるぞ！』と目標をもってリハビリすると、効果がぐんとあがる。**だから患者さんが目的意識ややる気をもってくれるよう、はげましたり相談に乗るのも僕たちの仕事なんだ**」

「ありがとうございました！」と笑顔で退院

リハビリ室から再び入院病棟へ戻ってきたふたり。さっき見なかった外科病棟や産科病棟ものぞいて、もとの内科病棟へ。

佐藤さん「ぺりかん病院には、産まれたばかりの赤ちゃんから重い病気

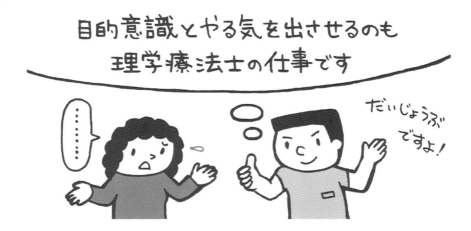

にかかったお年寄りまで、ぜんぶの年代の人が入院しているんですね」

看護師「そうよ。一人ひとり症状も年齢も性格もみんな違う。この内科病棟だけでも、多くの種類の病気、いろいろな年齢の人が入院しているのよ。だから渡す薬も注射薬の中身も量もさまざま。もし薬や注射を間違えたら一大事なので、常にみんなでチェックしています。それと、入院患者さんにとっては病棟の看護師がいちばん身近な存在なので、私たちがいい人間関係をつくることがとても大切。私たちがしっかりみて、意見や希望も聞いて、それを医師や栄養士や理学療法士に伝えることで、一日でも早い退院につながったらいいな、と思いながら働いているんです」

鈴木くん「退院の日って、お医者さんが決めるんですか？」

看護師「そう。でも患者さんとも相談しますよ。退院日の患者さんは、家で飲む薬を受け取って会計をすませ、午前中に退院する人が多いかな。私たち病棟の看護師はエレベーターの前までお見送りしますが、その時『ありがとうございました！』と言ってもらえると、すごくうれしい。**苦しそうな表情で入院してきた方が、笑顔で家に戻っていく姿を見るのは最高ですね！**」

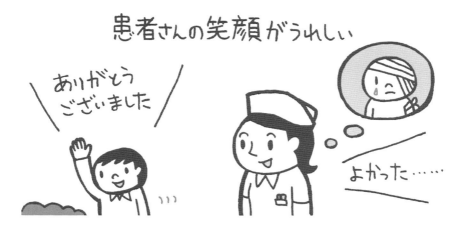

入院病棟やリハビリ室ではどんな人が働いているの？

働いている人に Interview! ③

看護師

医師の指示に基づいて、病院を訪れる患者さんや、入院している患者さんの治療を手助けしたり、お世話をする仕事。

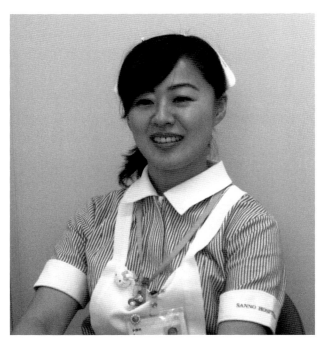

太田みどりさん

高校卒業後、東京の看護学校で学び、そのまま都内で働いている。今の病院には7年前から勤務。「人のお世話が大好き」なので病棟勤務を希望した、明るく親しみやすい看護師さんだ。

Interview!

> ### 看護師ってどんな仕事？
> 　病院や診療所に勤める看護師の大きな役割は、医師と患者さんの橋渡し。傷の手当てや注射など医師の指示で治療を行ったり、患者さんの要望を医師に伝えて、治療がスムーズに進むよういろいろな面からサポートしていく。このページで紹介した病棟担当のほか、外来、手術室などで働く看護師もいる。

入院患者さんのいちばん身近な存在

　自分の家を離れて入院生活を送るのって、ちょっと不自由ですよね。身体の調子は悪いし、家族や友だちが面会に来る時間は限られているし。そんな人たちのお世話をするのが、私たち病棟看護師の仕事です。

　入院している患者さんにとって、いちばん頼りになるのは医師かもしれませんが、いちばん身近な存在は24時間いつも見守っている病棟看護師だと思います。

　基本の仕事は、担当医師の指示に従って患者さんの検査や治療をすることです。たとえば注射器で患者さんの血液を採って検査に回したり、傷口の手当てや点滴などをしています。

　医療に直接かかわることのほかに、病室に食事を運んだり、患者さんの入浴を手伝ったり、髪や爪を切ってあげるのも仕事。別の言い方をすれば、ある時はウエートレスや美容師の役目をするし、お母さんや友だちの代わりになって患者さんとお話をすることもあります。もちろん患者さんと看護師という一線を引いたうえでのおつきあいですが、できることはなんでもしてあげたい、と私たちは思っています。

　患者さんと医師とのあいだを仲介することも、とても大切な仕事なんですよ。担当の医師が病棟に来る時間は限られていますから、患者さんの希望や質問を私たちが医師に伝えて、その答えを患者さんにお話しします。ご家族と医師の面談時間を調整するコーディネーター的な役割もするんです。まとめて言うと、病棟看護師は入院患者さんのための「な

んでも屋さん」という感じかな。

16時間の夜勤明けは思いきりリフレッシュ

　私が勤めている病院の入院病棟は、すべて個室です。私の仕事場は6階にある外科病棟。ここには20の個室が並んでいます。6階担当の看護師はぜんぶで20人。この20人が交代しながら、昼間は7〜8人、夜は2〜3人で患者さんの看護をしていきます。

　ほかの病院に比べると、患者さんの人数に対してかなり看護師の数が多いんですよ。でも、だからといってひまな時間があるわけじゃありません。勤務時間のあいだじゅう、仕事はきりなく続きます。

　でも、どんなに忙しくても看護の質を落としてはいけない。私たちはそう思って働いています。そのために看護の技術、新しい薬や治療法、それに患者さんと接する時のマナーや心構えなどなど、いくつもの勉強会や研究会が院内で開かれているんです。どの会も活気がありますよ。

　勤務時間は日勤と夜勤に分かれています。日勤は朝8時半から夕方5時半までの9時間。当直とも呼ばれる夜勤は、夕方5時から翌朝9

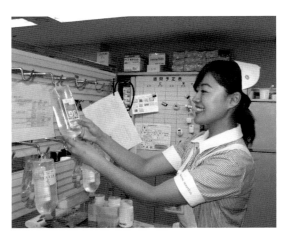

点滴を用意しています

Interview!

時まで連続16時間です。

　1カ月前につぎの月の勤務スケジュールが発表されますが、夜勤は平均して月に5〜6回あります。日勤も夜勤も、食事や検査など時間ごとに必ずやらなければならない仕事をこなすのが基本です。患者さんの容態が急変したり、緊急に入院してくる方がいらしたりする時は、臨機応変に対応していかなければなりません。

　夜勤は16時間と長いうえ、勤務が終わる前の朝に忙しさのピークがくるんです。外科病棟は手術の患者さんが多いので、外科医は朝7時半に病棟回診に来ますし、その時間には朝食も届くので、夜勤明けの朝

看護師のある1日

8時30分	日勤のスタート。夜勤の看護師から、患者さんのようすを聞く「申し送り」が行われる。
9時30分	担当する患者さんの部屋で検査とケア。体温、血圧測定、尿の量確認、傷口のチェック、点滴の交換などをしたあと、身体をタオルでふく。
12時	患者さんの昼食と薬を各部屋に配る。一人では食事がとれない患者さんの介助。
12時30分	院内の職員用食堂で昼食。
13時	患者さんの昼食をさげる。どのくらい食べたか、薬を飲んだかをチェック。
14時	午後の検温タイム。傷口の確認や、洗髪、入浴もこの時行う。
15時30分	リハビリ室へのつきそい。
16時	患者さんの家族から相談。医師との面談時間を調整する。
17時30分	夜勤担当看護師に申し送りをして、今日の勤務は終了。

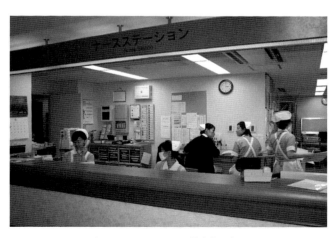

ナースステーションは入院病棟の窓口

はいつもばたばたしています。

　でも、それが終わるとまる一日休めますから、私は２交代制が好きです。うちの病院は六本木や原宿にも近いので、夜勤明けにそのまま遊びに行くこともあります。仕事をしている時は「患者さん第一」で過ごしていますが、オフになったらたっぷり自分の時間を楽しんで、リフレッシュするんです。

大事なのは人を思いやる気持ち

　個人的なことをちょっとお話しすると、私がこの仕事を選んだのは、高校１年の時、看護師を主人公にしたテレビドラマを見たのがきっかけでした。
「人のお世話ができて社会に貢献できる看護師って最高。私の仕事はこれしかないっ！」
　って、燃えてしまったんです。
　でも、実際に看護師になってみたら、思っていたより大変な仕事だとわかりました。たとえば患者さんのためを思ってしたことが、その方に

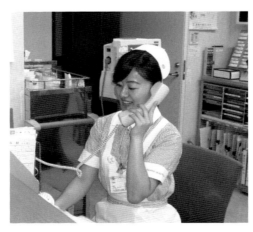

他の科との連絡も密に行います

Interview!

とってうれしいことではなかったりしますし。患者さん一人ひとりにふさわしい対応をしていくことが、はじめのうちは難しかったですね。

　患者さんたちは、自宅で生活できるようになれば退院していきます。私たちがかかわるのは、入院しているあいだの限られた時間です。そのなかで、いかに相手の心を思いやりながら看護ができるか。これをきわめるためには、まだまだ日々勉強です。

　勉強という意味では、年の離れた方、まったく違う環境で育った方たちと出会えるだけでも勉強になります。年配の患者さんから、「この病院の看護水準はとても高いね」など、おほめの言葉をいただくとすごくうれしいし、はげみになるんです。

　同僚たちからも、いつも刺激を受けています。看護師になる人は「人を助けたい」という気持ちの持ち主ばかりなので、みんな優しいし向上心にあふれているんです。

　ふだんの生活でも、いちばん大事なのは人を思いやる気持ちだと思います。看護師はそれを仕事の現場で学べる職業でもあるので、看護師になってほんとうによかった、と思っています。

看護師になるには

どんな学校に行けばいいの？

　看護師になるためには、まず高校卒業後に看護専門学校や看護短期大学で3年間勉強するか、看護大学で4年間勉強する。これらの学校で医学や看護学を学び実習を経験すると、看護師の国家試験を受験する資格が得られる。国家試験に合格すると、看護師資格が与えられて仕事を始められる。

どんなところで働くの？

　この本で紹介した病院や診療所のほか、看護師にはいくつかの仕事先がある。高齢社会を迎えた日本では、医療や看護が必要だけれど入院はせず家で療養しているお年寄りも多い。そんな人たちを訪ねてお世話する訪問看護ステーションや、介護・福祉関係の施設、保健所などでも看護師は活躍している。

入院病棟やリハビリ室ではどんな人が働いているの？

働いている人に Interview! ④

理学療法士

ケガや病気などでおとろえた身体の機能を、
運動や機械・器具を使って
回復させる練習を指導する仕事。

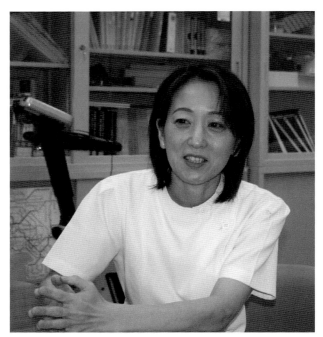

黒澤みどりさん（くろさわ）

キャリア20年以上のベテラン理学療法士（りょうほう）。現在は都内にある病院のリハビリ室長。全体を管理する仕事もしながら、1日10人前後の患者（かんじゃ）さんを担当し、患者（かんじゃ）さんの「希望」を引き出すリハビリを実践（じっせん）している。

Interview!

> ### 理学療法士ってどんな仕事？
>
> リハビリテーションにかかわる専門職。身体の機能を回復するための治療プログラムをつくり、指導やサポートを行う。主に機械・器具を使って痛みをとる物理療法と、運動で身体の動きをよくする運動療法に分けられるが、その両方をくみ合わせることもある。以前は病気の回復期や、手術の数日後からリハビリテーションを行っていたが、最近は入院直後や手術前から行うようになってきた。

理学療法士はチーム医療の重要メンバー

　リハビリの仕事、と言えば最近は誰でもわかってくれるようになりましたが、私が理学療法士になったころは、まだめずらしい仕事だったんですよ。患者さんにも「リハビリってなんですか？」と聞かれましたし、医師や看護師のあいだでもあまり知られていなかったので、思うように仕事ができず、孤立している感じでした。

　でも、チーム医療があたりまえになった今では、理学療法士もチームの一員として認められる存在になってきました。医師や看護師からもリハビリテーションの相談を受けるようになりましたし、周囲の人からも「大切な仕事よね」と言われるようになって、あらためてやりがいを感じています。

　主にどんな患者さんを受けもつかは病院によって違いますが、私の職場では、最近がん患者さんのリハビリテーションについて相談されることが多くなりました。がんは身体のいろいろな部位にできますから、その場所や進み具合に合わせたリハビリテーションを行っています。

　たとえば腹部にできたがんの手術をされる方には、手術前から呼吸の練習をして手術後の合併症を少なくし、なるべく早くふつうの生活に戻れるようお手伝いしていくんです。健康な人なら、誰かに教わらなくても自然に呼吸ができますよね。でも手術のすぐあとは、おなかの傷のために充分な呼吸ができないことが多いので、手術前に深い呼吸の仕方を

お教えします。

患者さんの「望み」に耳を傾ける

　私は1日平均10人ぐらいの患者さんを担当していますが、リハビリテーションの効果は患者さんのやる気によっても違ってきます。一般に骨折などケガのあとの患者さんはもともと元気な方が多いので、「早く治そう」という気持ちが強く、練習も比較的スムーズに進むんです。

　でも、神経の病気で徐々に運動機能が低下していく患者さんは、姿勢が傾いてきたり、バランスがとりにくくなってきていることに自分でも気づきません。そのため「歩き方の練習をしましょうね」と言っても、「そんなのやらなくていい」とおっしゃる方も少なくないんです。

　がん患者さんのなかにも、「リハビリテーションは必要ない」と思っている方がいらっしゃる。そういう方のお話を聞いてみると、自分に合う治療法を求めていくつも病院を移ったために疲れきっていたり、「手術をしても治らないかもしれない」と絶望しかけている方が多いんです。

　リハビリテーションに消極的な患者さんには、いろいろお話をしなが

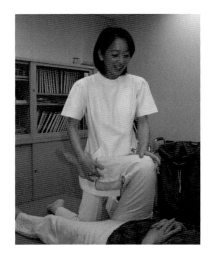

患者さんとマンツーマンでリハビリを行います

ら「目的意識」をもってもらうようにしていきます。たとえば「歩けるようになれば、これだけ生活の範囲が広がりますよ」と伝えたり、「退院したら何がしたいですか？」などと尋ねて、身体の状態が少しよくなった時のことをイメージしてもらうんです。

そうすると「トイレにひとりで行けるようになりたい」とか、「杖を使ってでも散歩に行きたい」など近い将来の目標がでてきますので、それに合わせてプログラムをつくります。

電気やマイクロ波などを利用して痛みをとる機械や、筋力をつけるための器具類のなかから、患者さんの

▶理学療法士のある1日◀

8時	カンファレンス、回診に参加。
8時30分	管理部朝礼、リハビリテーション室の朝礼。
9時	昨日の患者数の確認。今日の仕事の打ち合わせ。
9時30分	骨折手術後の患者さんの松葉杖歩行練習。
10時	新しい患者さんの面接と説明。
10時30分	肺がんの手術をした患者さんの呼吸練習、手足の運動など。
11時	外来通院患者さんを担当。
12時	ランチタイム。
13時	医師、看護師などとのカンファレンス。
13時30分	5人の患者さんを担当。
17時30分	診療記録の作成。
18時	スタッフ、学生指導。
19時	帰宅。

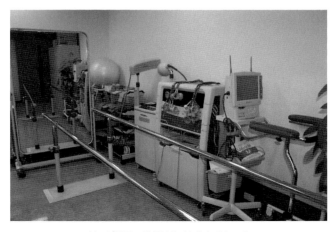

リハビリ用の器具はたくさんあるんです

状態や目的に合うものを使ったり、姿勢をよくし、バランスをとる練習を指導したり、プログラムは患者さんの数だけあるんですよ。

　リハビリの時間は1回20分から40分ぐらい。短い時間ですが、毎回決められたプログラムをこなしていくには根気もいります。すぐには効果が表れないこともあるので、患者さんは途中でやる気をなくしてしまうかもしれません。

　なるべくそんなことがないよう、いろいろ工夫もしています。たとえば病気も年齢、性別も同じような患者さんがいたら、いっしょの時間にリハビリテーション室のスケジュールを入れるんです。そうすると、仲間意識がめばえておしゃべりしながら楽しく練習してくれたり、お互いライバル意識を燃やしてがんばってくれますから、効果があがります。

　ときには、わざと厳しい環境を設定することもあるんですよ。たとえば長い距離を歩かないとトイレに行けない、あるいは電話がかけられないという状況をつくるとか。ちょっと意地悪なようですが、練習が患者さんの暮らしに結びつくよう、日常生活のなかに課題をくりかえせるような環境をつくってあげることが大切なんです。

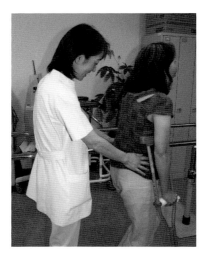

歩く練習をする患者さんを支えます

Interview!

おしゃべりはリハビリテーションのクッション材

　がん患者さんのなかには、末期症状で寝たきりになってしまう人もいます。最近では、積極的に治療をしないと決めた患者さんに対して、痛みや苦痛をできるだけ取り除こうという終末期医療が行われていますが、理学療法の分野でもそのお手伝いをしているんですよ。

　たとえば「ベッドに寝ているだけでも痛い」という患者さんが少しでも楽になるように、病室に行ってマッサージだけをしたり、ただ枕もとでおしゃべりしたり。それで気分が楽になって、「もうちょっとがんばってみよう」、「明日は少し身体を動かしてみたい」と明るい気持ちになってくれればいいな、と思いながらつきそっています。これは以前から行われてきた一般的な機能回復のリハビリテーションとは違う、新しい分野です。

　リハビリテーションの領域も広がってあらゆる診療科から依頼され、栄養士や歯科衛生士など、かかわる人たちも増えてきました。たまに人間関係や技術的なことでいきづまりを感じることもありますが、患者さんが喜んでくれる姿を見れば、小さな悩みなんか消えてしまいます。

理学療法士になるには

どんな学校に行けばいいの？
　理学療法士は国家資格だが、試験を受けるためには高校卒業後に理学療法の勉強ができる専門学校や、医療・福祉系の大学などで学ぼう。学校での授業内容は、解剖学や生理学などの基礎科目から、物理療法、運動療法、臨床実習などもりだくさん。患者さんを支えるための体力をつけたり、患者さんとのコミュニケーションがうまくいくよう、会話能力も学生のうちにみがいておこう。

どんなところで働くの？
　病院以外では、リハビリテーションセンターや、介護や福祉関連の施設の職員として働く理学療法士が多いが、独立していくつかの施設と契約したり、スポーツ選手の専属トレーナーとして身体の管理を行う理学療法士もでてきた。

入院病棟やリハビリ室ではどんな人が働いているの？

働いている人に Interview! ⑤

▶救急救命士

119番通報を受けて、救急車で患者さんのもとへ向かい、必要な処置をほどこしながら病院へ搬送して医師に引き継ぐ仕事。

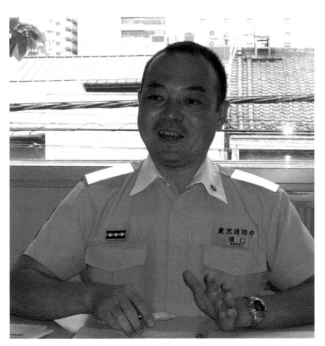

樋口一範（ひぐちかずのり）さん

大学卒業後、東京消防庁に入って救急救命士の資格を取得。病院の救命救急センターで何度も長期実習を受け、器具による気道確保や点滴処置を行う資格ももつ。現在はチームの隊長として、地域住民の危機に対応している。

Interview!

救急救命士ってどんな仕事？

事故や病気などで緊急に病院へ行く人のもとへ救急車でかけつけ、その状態に合った病院へすみやかに運ぶのが仕事。そのさい、肋骨圧迫（心臓マッサージ）や止血などの応急処置のほか、特別な講習を受けた救急救命士は点滴や呼吸をするための器具を用いた気道確保といった医療行為をすることもできる。その場に応じた素早い判断力と対応能力が求められる、人助けのプロフェッショナルだ。

救急隊チームは固いきずなで結ばれている

　私が救急救命士になったのは、子どものころ参加していたボーイスカウトで、救急医療の講習を受けたことがきっかけでした。中学から高校時代にかけて、消防署や日赤（日本赤十字社）で3時間の講習を7回受けるうち、「具合が悪い人を助けたい」という気持ちが生まれたんです。

　大学では食品化学を学んだので、一時は就職もその方向で考えていたんですが、4年の時に東京消防庁の募集広告を見て、「やっぱりこれだ！」と進路を決めました。

　救急救命士は消防署の職員です。今は先に救急救命士の資格をとってから消防署に入る人もいますが、私の時代はまず消防署員になってから救急隊員の資格をとり、さらに試験を受けて救急救命士になるのが決まりでした。

　救急隊員と救急救命士は、救急車で患者さんのもとへ急行し、病院へ運ぶのが仕事です。要請を受けて現場へ行くことを「出場」といいますが、隊長、隊員、そして運転係の機関員と3名のチームで出場します。

　私が所属しているのは、東京の下町にある消防署の出張所。ここでは9人の救急隊員と救急救命士が3つのチームに分かれ、24時間交代で働いています。仕事の時はまる一日いっしょに行動していますから、どのチームもきずなは固いですよ。

　東京都の場合、1隊の救急車が1日に出場する回数は平均8〜9件。

出場してから消防署に戻ってくるまではだいたい1時間ぐらい。でも、この数字はあくまで平均で、1日に15回出場したり、なかなか病院が決まらず1件に1時間以上かかることもあります。

どういう患者さんの搬送が多いかは、地域や季節によってさまざまです。たとえば高齢の方が多く住む地域では、心臓発作や脳卒中の患者さんを運ぶことが多くなりますし、冬場にインフルエンザが流行すると全体の出場回数がぐんと増えます。

医師の指示で点滴など医療行為も行う

さて、ここからは具体的な例で仕事の流れをお話しします。65歳の男性が自宅でとつぜん激しい胸の痛みにおそわれ、家族が救急車を呼んだとしましょう。

東京23区内からの119番通報は、すべて東京消防庁の災害救急情報センターにつながります。電話を受けたオペレーターが患者さんのようすを聞き、「救急車出場の必要あり」と判断した場合、患者さんがいる場所からいちばん近くにいる救急車に連絡が入ります。

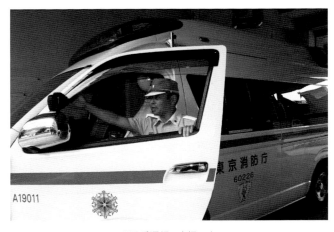

119番通報で出場です

Interview!

それが私たちの救急車だったら急いで現場にかけつけ、患者さんが重症かどうか判断していく。そのもとになるのは、患者さんの意識レベルや痛みの程度、それに呼吸、脈拍、血液中の酸素量、心電図のデータなどです。病院は患者さんがかかりつけのところがいいか、もっと近い病院か、あるいは心臓専門の病院にするか、症状に即して素早く判断しなければなりません。それには知識だけでなく、経験も必要です。

判断に迷ったら、情報センターにいる救急隊指導医に連絡して助言をいただきます。患者さんの呼吸や脈拍がない場合など、救急救命士のなかでも特別な訓練を受けた人間に

救急救命士のある1日

8時30分	出署して、勤務開始。救急車と装備を点検して出場に備える。
8時50分	災害救急情報センターから出場要請。気分が悪くなった20代のOLを駅から病院へ搬送。
8時40分	署へ戻る途中でセンターからの連絡を受け、交通事故現場へ急行。バイクと接触した70代の男性を病院へ運ぶ。
10時30分	署へ戻って報告書をまとめる。
11時	署内で新型インフルエンザについての勉強会。
11時40分	管轄区域内で火災発生。2台の消防車とともに出場。やけどを負った3歳児を病院へ運ぶ。
14時	署内で昼食をとりながら、災害救助訓練のミーティング。
15時15分	近隣のマンションへ急行。転倒による打撲で緊急性はないと判断し、自分で病院に行くようお願いしてひき返す。（この後、夕方から翌日にかけて5回出場して勤務終了）

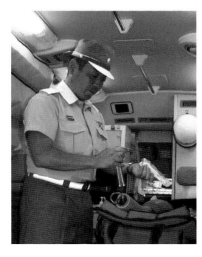

救急車内の器具はこまめにチェックをします

は、「気道確保」と「静脈路確保」という処置ができるんです。簡単に説明すると、器具を使って呼吸に必要な空気の通り道をつくることと、点滴で薬を入れる処置ですが、これを行う時も救急隊指導医の指示のもとで進めていきます。

　病院の候補をしぼったら、その病院の救急医に電話して患者さんの容態を知らせ、「うちで診ましょう」と言われたらただちに搬送。病院では、あらためて患者さんの状態とそれまでにした処置を申し送って、医師に引き継ぎをします。これでこの任務は完了。

　「短い時間でよく観察して、正しい処置をしてくれたね」

　病院の救急医からこんな言葉をかけてもらった時は、安心して出張所へ引き返せます。

地元の人びとに救急処置を教える

　出張所で待機している時は、報告書を書いたり訓練をしています。たまにみんなで食事をつくることもありますが、これが緊張をほぐしてくれるし、チームの結びつきを強めることにもつながるんです。私も署内

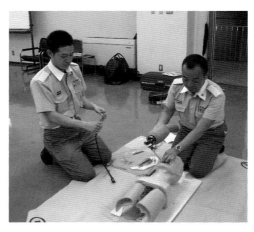

訓練中。このくり返しが患者さんの命を救います

Interview!

での食事づくりが大好き。でも、いつ出場要請が来てもいいよう、食べるのはあっという間ですけれどね。

　救急車で出場するほか、地元の人に人工呼吸法など救急処置を教える仕事もしています。隅田川の花火大会や浅草の三社祭など、出張所の付近で行なわれるイベントやお祭りの日には、救急車を現場に置いて警戒にあたります。救急救命士にとって、地元の人たちとの交流はとても大切ですし、頼りにされる存在でありたいですね。

　そのために署内でも勉強会をしますし、救急病院で定期的に実習して最新の医療や患者さんとの接し方を学んでいます。見習いたいのは、担架で運ばれてきた患者さんに対して、ひざをついて同じ目線で話したり、ていねいだけれど迅速で的確な処置をしていく医師です。

　命にかかわるような重症の患者さんを運ぶことは比較的少ないのですが、ときには血がたくさん流れる大きな事故現場にも行きますから、最初のうちは悲惨な光景が夢に出てくることもありました。でも今は、どんな状況にも対応できるようになったと思っています。

　搬送した患者さんやご家族があとでお礼の電話をくれたりすると、この仕事を選んでよかった、とつくづく感じますね。

救急救命士になるには

どんな学校に行けばいいの？

　救急救命士になるには、大きく分けて２つの道がある。まずは樋口さんのように、公務員試験を受けて消防署に就職し、救急隊員の経験をつんでから救急救命士養成課程へ進み、国家試験を受ける方法。または救急救命士の専門学校、あるいは救急救命課程がある大学で学び、国家試験の受験資格を得る方法だ。

どんなところで働くの？

　救急救命士として働くには、各自治体の消防署に所属することが必要。つまり救急救命士の国家試験にパスしても、地方公務員試験を受けて消防署に勤務しなければ仕事はできない。当番日は24時間連続勤務と厳しいが、最近は女性もずいぶん活躍している。また、救急病院看護師で救急救命士の資格をとる人もいる。

入院病棟やリハビリ室ではどんな人が働いているの?

働いている人に Interview! ⑥

▶ 栄養士

入院患者(かんじゃ)さんの状態に合ったメニューを考えて提供したり、栄養指導を行うなど食べものを通じて治療(ちりょう)にかかわる仕事。

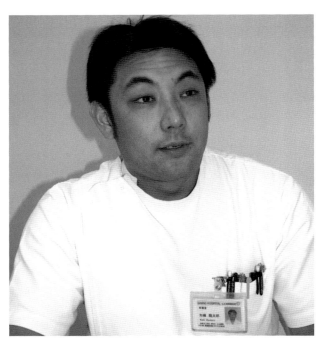

加藤 龍太郎さん
(かとうりゅうたろう)

都内にある総合病院の栄養室主任。みずからも入院経験があるだけに、栄養面だけでなく、おいしさ、見た目の美しさも加味したメニューづくりを心がける。管理栄養士として、患者(かんじゃ)さんの栄養指導にも力を注いでいる。

Interview!

栄養士ってどんな仕事？

あらゆる栄養素や食品について、また身体の仕組みについて学び、バランスのよい食事メニューを考えたり、栄養のとり方や食事の仕方などを指導する仕事。また、栄養士の上級資格である管理栄養士は、病気の予防や治療に役立つ食事法を指導するなど、医療チームの一員として医師や看護師などとともに患者さんの回復をサポートしていく。

病院では食事も治療の一環

　入院病棟をもつ病院では、栄養室で入院患者さんの食事を用意しています。日曜日など病院の診療が休みの日も、栄養室に休日はありません。365日、患者さんが一人でもいれば、食事をつくり続けます。そのメニューを考えたり、患者さんに栄養指導をするのが私の仕事です。

　大学の食堂や会社の社員食堂の栄養士なら、バランスよく栄養がとれるメニューをつくるのが役割。でも病院の栄養士には、食事で患者さんの身体をよくするという、大きな目的があります。

　メニューのもとになるのは、医師が書く食事箋です。治療に使う薬を指示した書類を処方箋といいますが、それの食べもの版が食事箋。つまり病院の食事は、栄養を補給するだけでなく、治療の一環なんです。

　薬の種類や分量が患者さんごとに違うように、入院食もすべて異なります。どこの病院でも食事をいくつかのパターンに分けていますが、私たちの病院では流動食、数種類のおかゆ食、軟菜食から常食まで、ぜんぶで18パターン。パターン数は多いのですが、使える食材が少ないのが悩みのたねです。

　肝臓病や腎臓病など、病気によってははじめから材料や調味料に制限がありますし、一般食と同じ常食以外は、ゴボウなどの根菜やコンニャクなどが使えない。だから野菜は葉もの中心になるなど、結構限られます。患者さんに食べものによるアレルギーがあったりすれば、さらに材

料の選択肢はせばまってくるんです。

　こうした厳しい条件のなかで、いかにバラエティ豊かで飽きない食事を提供できるか、調理師さんとも相談しながら、半月単位でメニューを決めていきます。

栄養指導も大切な仕事

　勤め先の病院には、75床の入院ベッドがあります。ですから用意する食事は最大で75人分。これを栄養士、調理師、調理補助の合計14人でまかなっています。スタッフの数は、200床クラスの病院と同じぐらい。ですからそのぶん、患者さんそれぞれの希望などもお聞きして基本メニューをアレンジするなど、きめ細かい対応をしています。

　たとえば煮つけのメニューでも、タラ、タイ、ホタテと患者さんの好みで材料を変えたり、メインのおかずがしょうゆ味ならその他のおかずはしょうゆ以外の調味料でアクセントをつけたり。食器や盛りつけ、いろどりにも気を配って、目でも楽しめる工夫をしています。

　大半の病院では栄養士も調理をしますが、うちでは材料を切ったり盛

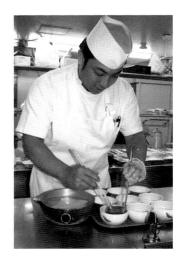

一つひとつ、ていねいに盛りつけていきます

Interview!

りつけを手伝うだけ。調理師は有名な料理屋さんで働いていたプロ中のプロばかりなので、調理はすべてお任せしています。

栄養士が配膳をすることも、この病院の特徴です。ふつうは監督だけすればいいんですが、うちの栄養士は選手も監督も兼ねるプレイング・マネジャーのように、現場にもどんどん出ていきます。患者さんの感想や意見を生で聞いて、つぎの食事づくりに反映させたいからです。

患者さんには、栄養指導もします。医師がつくった指導プログラムを、直接患者さんに伝える仕事です。

最近多い糖尿病など生活習慣病の患者さんには、「食事のカロリー

栄養士のある1日

6時	早番出勤。着替えて朝食の準備。
7時	病棟に朝食を配膳。
9時	朝食の下膳と食器洗い。
9時30分	出勤してきた中番のスタッフといっしょに昼食の準備。
12時	昼食の配膳。
12時30分	お昼休み。
13時	調理師と来月前半のメニューを相談。
13時30分	昼食の下膳をしながら、患者さんに感想や意見を聞く。そのあと食器洗い、おやつの準備。
15時	おやつの配膳。これで早番の仕事は終了。
15時30分	残業して伝票整理など事務仕事、患者さんへの栄養指導、看護師とのミーティングなどを行う。
17時	帰宅。

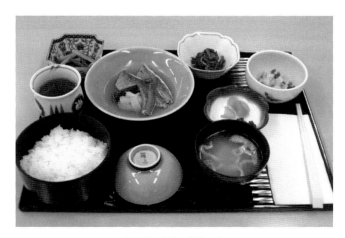

ある日の夕食の献立です

量を1日1300キロカロリーにして、体重を15キロ減らすことを目安にしましょう。おかずをひと口食べたらごはん、つぎにみそ汁、と交互に食べると栄養分が均等に吸収されますよ」などとお話しします。

　ところがみなさん、理解はしてくださっても、実行するのは難しいようです。長年の食習慣を急に変えるのはつらいうえ、すぐに効果が出るわけではないですからね。患者さんの目的意識をうまく引き出し、楽しみながら食事療法をしていただけるよう指導するのが私の使命です。

　とはいっても、私自身もつい好きなものばかり食べてしまって体重がオーバー気味。このままじゃ説得力ないなあと、この点はちょっと反省しています。

めざすは「おいしい治療食」

　どうして栄養士になったか、ですか？　実は父親も栄養士なので、影響を受けて小さいころから料理が好きでしたし、男として父と同じ土俵で勝負をしたい、と思ったんです。父は企業の社員食堂で働いているので路線は違ってしまいましたが、父の存在は今も刺激になります。

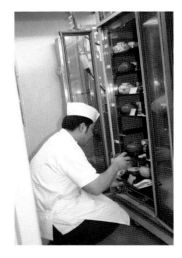

トレイを配膳車にセットしていきます

Interview!

　病院の栄養室は、スポットライトが当たるわけでもない地味な職場ですが、「食を通じて治療に貢献できる」という意味では、やりがいの大きい職場です。

　医師、看護師、薬剤師、検査技師のみなさんとは、ひんぱんに治療法の相談をしています。たとえば血液中の血清アルブミンが少なくなると、ベッドに当たる部分の皮膚がただれる「床ずれ」ができやすくなるので、血液検査でそんなデータがでたら「アルブミンが含まれているゼリーを食事に出しましょうか？」とか。他科のスタッフは私にとって医学を教えてくれる教師でもありますから、なんでも質問して知識や情報を蓄えて、仕事につなげていきたいんです。

　この仕事でうれしいのは、入院した日はおかゆしか食べられなかった人が、ふつうのごはんを食べられるようになって退院するのを見られること。退院する時会えなくても、「おいしかったです」というメモを残してくれたりすると、最高の気分ですね。

　「病院食はおいしくない」。世間ではこんな定説もあるので、それをくつがえすためにも「おいしい治療食」をめざしてがんばっています。

栄養士になるには

どんな学校に行けばいいの？

　高校を卒業後に栄養士の専門学校に進むか、栄養士を養成するコースのある短大や大学で勉強すれば、卒業と同時に都道府県知事が認める栄養士の資格がもらえる。管理栄養士になるには、栄養士として実務経験をつんでから、国家試験を受けて合格することが必要だ。

どんなところで働くの？

　病院以外に福祉施設、学校、保健所、食品会社、薬局、スポーツ関連施設、エステティックサロンなど、仕事場は幅広い。小学校では給食のメニューを考えるだけではなく、バランスのよい食事の大切さを教える「食育」も行うようになった。予防医学が普及し、健康ブームでもある今、栄養士への期待度は高まっている。

ほかにもこんな仕事があるよ！

作業療法士

どんな仕事？
病気などで身体に障害をもつ人の社会復帰をサポートする仕事。この章で紹介した理学療法士はケガをしたり手術をした患者さんの社会復帰にかかわることが多いが、作業療法士がサポートするのは障害が治りきらず、何かの後遺症をもちながら暮らしていかなければならない人が多い。食事や着替え、工作、手芸、楽器演奏など「作業」を通して、患者さんの日常生活を支えていく。

この仕事に就くためには？
作業療法士になるには、国家試験に合格しなければならない。作業療法士を養成する専門学校か、養成コースのある短大や大学を卒業して、受験資格を得よう。障害をもちながら生活していく人を手助けする仕事なので、身体の仕組みだけでなく、人の心を学ぶことも大事だ。仕事先は病院が多いが、身体障害児や肢体不自由児のための施設で活躍している作業療法士もいる。

言語聴覚士

どんな仕事？
私たちにとって「話すこと」「聴くこと」はとても大事だが、病気などでそれができなくなることもある。たとえば舌にがんができ、舌の一部を手術で切らなければならない人もいるし、脳卒中の後遺症で言葉が出にくくなる人もいる。また言葉の発達が遅れて、なかなかしゃべれない子どももいる。障害の原因や症状に合わせてリハビリテーションを手伝うのが言語聴覚士の仕事だ。

この仕事に就くためには？
言語聴覚士は国家資格だ。高校を卒業したら専門の養成校か、専門コースのある大学へ進んで受験資格を得よう。音を発することや言葉を話すこと、聴くことの訓練のほか、飲みものや食べものをうまく飲みこむ訓練を行うなど、患者さんに合わせてさまざまなプログラムをつくって機能の回復をサポートする。主な仕事場は病院やリハビリテーションセンター、また福祉施設などだ。

ほかにもこんな仕事があるよ！

義肢装具士

どんな仕事？

事故や病気で腕や足をなくした人が、人工の手（義手）や人工の足（義足）をつけることがあるが、それをつくるのが義肢装具士の仕事。そのほか、骨折した個所を固定する時に使うギプスや、腰の痛い人のために腰を固定するコルセットをつくるのも義肢装具士の仕事だ。

この仕事に就くためには？

義肢装具士になるためには、国家試験に受かることが必要。高校卒業程度の学力で入学できる専門の養成所（3年制）で学ぶか、大学で指定科目を勉強したあと2年制の養成所で学んで受験資格を得よう。

資格を取ったあとは、民間の義肢装具製作会社に所属するか、病院や福祉施設に勤めるのが一般的。単に日常生活を補助するものだけでなく、スポーツ用の義足や義手をつくることもある。

臨床心理士

どんな仕事？

心の病いを治す専門職。同じような職種にカウンセラー、セラピストと呼ばれる人たちもいるが、臨床心理学を中心に学び、日本臨床心理士会に所属している人を臨床心理士という。面接や心理的な検査で患者さんの心の状態を探り、その人に合った方法で悩みを軽くしていく。

この仕事に就くためには？

学校や職場での悩み、家庭や子育ての悩みなど、心に不安や問題をかかえている人が多い今、臨床心理士の役割は大きくなっている。臨床心理士になるためには、日本臨床心理士資格認定協会が指定する大学院に通い、認定試験を受けることが必要だ。現在はこの協会による民間資格だが、近い将来国家資格にすることが検討されている。病院で働くほか、スクールカウンセラーとして学校で働いたり、企業のカウンセラーとして活躍する臨床心理士もいる。

ほかにもこんな仕事があるよ！

調理師

どんな仕事？
　調理師とは料理のプロ。調理師法という法律に基づいて都道府県の知事が行う試験にパスすれば調理師になれる。ただし、フランス料理やイタリア料理、中国料理などの専門家になりたい人は、専門店に入って先輩たちに基礎から教わりながら修業をつむ覚悟も必要だ。

この仕事に就くためには？
　調理師の免許は中学を卒業していればとれる。また小学校卒業者でも、5年以上調理場で働けば試験が受けられる。さらに言えば、調理師免許がなくてもレストランや病院、学校、企業などの調理場で働ける。
　はじめから病院の調理師をめざしている人は、料理の勉強のほか、栄養学やさまざまな病気と食物の関連性なども勉強しておこう。おいしくて栄養のバランスもいい入院食は、患者さんの治療にもつながっていく。

視能訓練士

どんな仕事？
　話せない、聴こえないことと同じぐらい、目が見えにくいと日常生活に支障が起きる。目の検査を行い、「はっきり見えない」「なんでも二重に見える」「見える範囲が狭くなった」「見えるけれど、それがなんだか認識できない」など、目に障害が出た人の訓練を手伝うのが視能訓練士の役割だ。患者さんの症状に合わせた訓練で、視力が回復するのをサポートしてくれる。

この仕事に就くためには？
　視能訓練士は国家資格。ほかのリハビリテーション系の職種と同じように、高校卒業後に専門養成校か視能訓練士の養成コースがある短大、大学へ行ったあと、国家試験を受けよう。仕事先は主に総合病院の眼科や眼科医院だが、リハビリテーションセンターに勤めている人もいる。リハビリに関係する職種は女性にも人気が高いが、なかでも視能訓練士は非常に女性が多い。

ほかにもこんな仕事があるよ！

社会福祉士

どんな仕事？
　別名ソーシャルワーカー、ケースワーカーとも呼ばれる社会福祉士は、簡単に言えば困っている人をサポートしたり、アドバイスをする仕事。病院では患者さんやその家族からの話を聞く「相談員」として活躍している。治療の進め方、退院後の生活、入院費の工面など、幅広い相談を受けつけてくれる。

この仕事に就くためには？
　社会福祉士の国家試験は、毎年1回行われている。受験できるのは、高校卒業後専門学校で学ぶか、社会福祉の専門科目をもつ短大や大学で学んだ人。
　就職先は、病院や福祉施設が多い。すべての総合病院に社会福祉士がいるわけではないが、高齢社会に突入したうえ経済的な不安も広がる現在、社会福祉士の存在を頼りにしている患者さんや家族は増加している。この仕事をめざす人は、医療問題や社会情勢にも日頃から関心をもって勉強しておこう。

精神保健福祉士

どんな仕事？
　精神の病気にかかった患者さんを治療するのは医師だが、精神保健福祉士は患者さんや家族の相談に乗るなどして側面からサポートしていく。社会福祉士に近い精神疾患専門相談職だ。たとえば患者さんが退院する時には、日常生活に必要なことを訓練したり、仕事に復帰するための訓練なども行う。

この仕事に就くためには？
　精神保健福祉士は国家資格だ。高校を卒業してから専門学校に通うか、精神保健福祉にかんする科目がある大学で学び、受験資格を得てから試験に臨もう。
　仕事場は主に精神病院や総合病院の精神科。直接治療にあたるわけではないが、精神の病気についての知識も必要だし、心に不安をかかえた患者さんに寄り添う優しい気持ちも必要だ。

Chapter 4

検査室や手術室ではどんな人が働いているの？

検査室や手術室ではどんな人が働いているの？

検査・手術の仕事を Check!

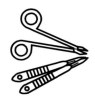
血液や尿などを分析して身体の状態を
調べる検査室。
身体の中の悪い部分を取り除いたり、
足りなくなったものを加えていく手術室。
今日はふだんのぞけない部屋に入って、
そこで働く人たちに会いに行こう。

検査室は病気を見つける部屋

今日の見学場所は検査室と手術室。理科の実験が得意な佐藤さんと、機械類が大好きな鈴木くんは、はりきってぺりかん病院にやってきた。まずはじめは、検査室に潜入だ！

鈴木くん「わっ、検査室の中って、いろいろな機械や顕微鏡がたくさん並んでる。検査室の仕事にも、いろいろな種類があるんですね」

検査技師「そうですよ。病院で行われている検査には、ぜんぶでどのくらいの種類があると思う？」

佐藤さん「え〜っ、想像もつかないけれど……100種類ぐらい？」

検査技師「いやいや、6000種類ぐらいある」
鈴木くん・佐藤さん「6000種類!?」
検査技師「そう。でも、病院の規模や特徴によって、検査室で行う検査の数は変わってくるんだ。この病院で引き受けている検査は1500種類ぐらいで、そのうち病院内で行っている検査はだいたい200種類ぐらい。大きく分けると、検体検査といって尿や血液、だ液など患者さんの身体から採ったものを調べる検査と、生体検査といって機械を使って直接身体の状態を調べる検査のふたつがあるんだよ」
佐藤さん「尿とか血を調べるだけで、病気がわかるんですか？」
検査技師「わかりますよ。たとえば尿検査は尿に試験紙をひたすだけで、『ブドウ糖がたくさん尿の中に出ていれば糖尿病』が考えられるし、『タンパク質がたくさん出ていれば腎臓が悪いんだな』と考えられる。血液検査は、たとえば細いガラス管の中に流した血液にレーザー光線を当てて、赤血球や白血球の数を数える検査があります。細菌が体内に入ると白血球が増えるので、この検査でわかるんです。また、血液を遠心分離器にかけて血清と呼ばれるうわずみ液を取り出し、いろいろな薬を反応させて肝臓や腎臓などの病気を調べる検査もあります。そうそう、自分の血液型は何型か知っているかな？」

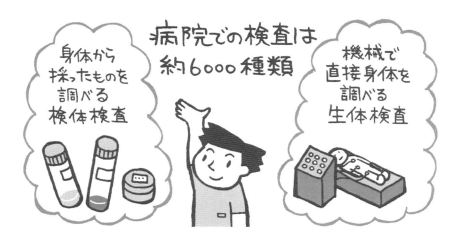

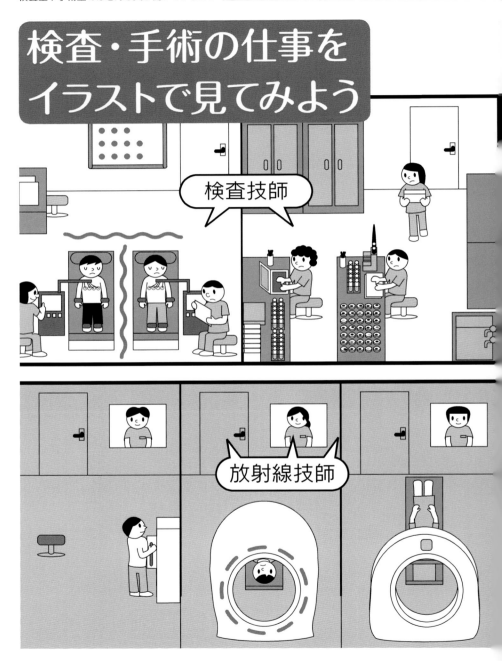

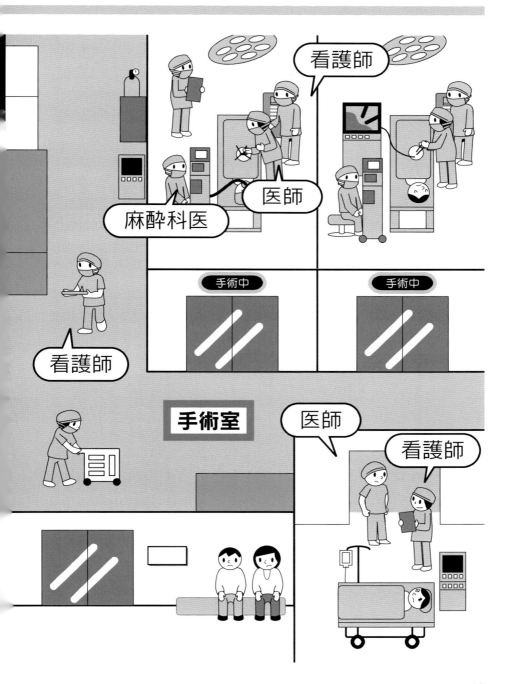

検査室や手術室ではどんな人が働いているの？

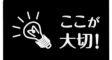

検査技師は医師と二人三脚

病院にいる検査技師のうち、患者さんが直接顔を合わせるのは、心電図など直接身体を検査する機械を扱う技師ぐらい。そのほかの技師と会う機会はあまりない。でも、血液や尿などを検査したあと医師が診断をくだしたり、治療法を考えてくれる時には、患者さんは必ず検査技師のお世話になっている。

検査技師のほかに、大病院には病理医と呼ばれる検査専門の医師もいる。病理医はお医者さんだけれど、患者さん本人ではなく、患者さんの身体から採った細胞や組織などを調べるのが仕事。そのほか死んだ人の身体を解剖して、死因をつきとめるのも、病理医の大事な役割なんだ。

鈴木くん・佐藤さん「A型です！」

検査技師「ふたりともA型か。ABO式の血液型は、検査用の血清を使えば簡単にわかるんだよ。抗A血清、抗B血清と血液をそれぞれ混ぜて、抗A血清と固まって、抗B血清と固まらなければA型というわけ。でも、くわしく見ると血液型にはABO以外にもたくさんの分け方があるので、輸血をする時は、その血液が本当に合うかどうか調べなくてはいけない。そんな検査もここでやっているんだよ」

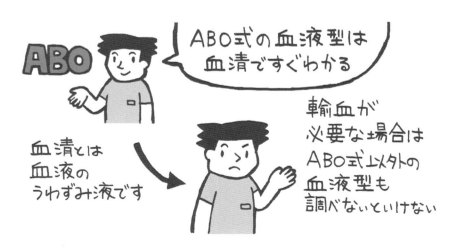

佐藤さん「この検査室で調べたことが、病気の診断や手術をする時に役立つんですね！」

検査技師「その通り。この病院では尿や血液を採るのは検査技師がやっているんだ。また、生体検査も直接患者さんと接して行っているんですよ」

鈴木くん「生体検査は機械を使う検査ですね！」

検査技師「そう。検査室を案内しよう。ここでよく使うのは、心電計と超音波診断装置。心電計は心臓から流れている電気信号を波形にして、主に心臓の心拍数やリズムを調べる装置なんだ。超音波検査は、肝臓や腎臓など調べたいところに超音波を当てて、そこからの反響を画像にして病気がないかどうかを見ていく」

鈴木くん「検査機械を使うと、外側からでも身体の内部のことがずいぶんわかるんですね。レントゲン写真を撮る装置はここにないんですか？」

検査技師「みんなが通常レントゲン写真と呼んでいるものは、正式にはX線写真といって、臨床検査技師じゃなく診療放射線技師が撮るんだよ。放射線科にはX線撮影装置だけじゃなく、ほかにも最新の検査機器があるので見学してくるといい」

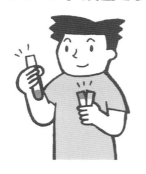

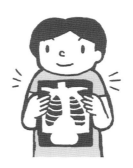

放射線科はX線や磁力で身体の内部を調べる

　ぺりかん病院の放射線科は地下1階にある。一般的にはレントゲン室と呼ばれている。放射線装置には3トンを超すものもあるので、ほかの病院でも1階や地下などに設置されることが多い。

放射線技師「鈴木くんと佐藤さんは、健康診断などでレントゲン写真を撮ったことがありますか？」

鈴木くん「はい、あります！　ほんとはX線写真という名前だってさっき聞いたんですけど、X線ってなんですか？」

放射線技師「電磁波の一種で、もう少し大きく分けると電磁波は放射線に含まれます。レントゲンというのはX線を発見した人の名前。X線は物体の中をつき抜けていく力があるので、それを利用して身体の内部にある骨や内臓を写真に撮って検査する装置が発明されたんですよ」

佐藤さん「あの〜、放射線はたくさん浴びると身体によくない、って聞いたことがあるんですけど」

放射線技師「よく知っていますね、その通りです。だからこの部屋は、放射線が外にもれないよう、壁を厚くして鉛を入れています。でもだいじょうぶ。**検査で使う線量はごくわずかなので、通常の検査なら心配は**

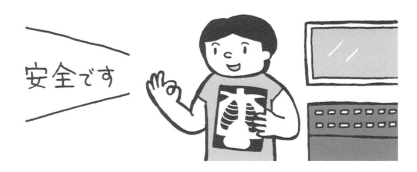

> **コラム** 放射線はがん治療にも使われている
>
> 　放射線科では、機械を使って写真を撮る技師や写真を診断する放射線診断医のほか、放射線治療医と呼ばれる医師も活躍している。名前の通り、放射線を使って病気を治療するお医者さんだ。いちばん多いのは、がん細胞に放射線を当てて、がん細胞を死滅させる治療。検査に使う量より少し多めの放射線を当てるので、悪い細胞以外に当たるとその細胞もいったん死んでしまうけれど、よい細胞は悪い細胞に比べて回復が早いので、その時間差を利用して何回か放射線を当てて悪い細胞だけやっつけるという仕組み。
>
> 　がんの治療では、外科手術のほか抗がん剤といって飲んだり点滴で身体に薬を入れて治す治療、それに放射線治療が「3本柱」なんだ。どの治療法も進化して、がんも「治る病気」になってきている。

ありませんよ」

鈴木くん「ここには、X線写真を撮る装置のほかにどんなものがありますか？」

放射線技師「**CTという装置**もありますよ。これもX線を使うんだけど、10秒ぐらい息をとめているあいだに、身体を輪切りにした状態の写真が写せます。ほら、これが胸の中を横から輪切りにした写真ですよ」

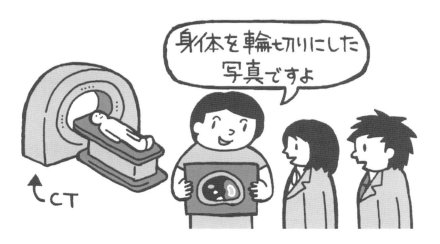

佐藤さん「わあ、マジックみたい！　外側から写すのに、どうして輪切りの写真ができるんですか？」

放射線技師「コンピュータで画像を処理しているからです。**たとえばX線写真で肺に影が写っていたら、つぎはCTを使って精密検査をします。**精密検査にはCTのほかにMRIという装置も使っているんですよ」

鈴木くん「MRIってカプセルみたいな形をしているんですね」

放射線技師「そう。MRIはX線じゃなく磁力を使う検査装置です。人間の身体は半分以上が水分でできているので、体内の水の濃さや密度を白黒の画像にして、体内の異常を調べます」

佐藤さん「放射線科の技師さんは、写真を撮るだけじゃなく、それを見て診断もするんですか？」

放射線技師「いえ、検査画像を診断するのは、放射線診断医という医師の役割です。撮影の指示を出すのはいろいろな科の医師で、僕らは医師からの依頼を受けて撮影を行っています。でも、頭から足の先まで身体ぜんぶの構造や病気について理解していないと的確な検査ができないので、常に勉強が必要なんです。それと放射線科には放射線治療医もいて、主にがんの治療を行っているんですよ」

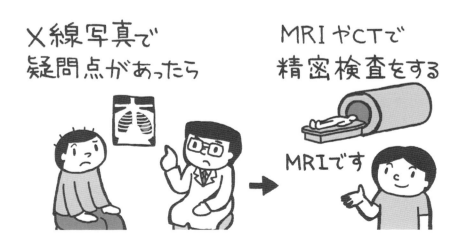

麻酔科医は手術中も患者さんの全身を守る

　検査室と放射線科でいっぺんに多くの知識をつめこんで、大満足の鈴木くんと佐藤さん。でも、今日はもうひとつ見学が残されている。さあ、最後は３階の手術室へGO！

鈴木くん「あれ、扉の中にまた別の扉がある。手術室って、聖なる場所って感じだね」

佐藤さん「ほんと。病院にはたくさんの人が出入りしているので、廊下からバイ菌などが入らないように、しっかり管理しているのかな？」

看護師「大当たり！　手術室は常に清潔に保っていないといけないから、外の世界とは２重扉で仕切られているのよ。病棟の看護師が手術を受ける患者さんをつれてきたら、私たち手術室担当の看護師と麻酔科医が引き継ぎます」

鈴木くん「麻酔って、どうやってかけるんですか？」

麻酔科医「麻酔には全身麻酔と、手術する部分にかける局所麻酔があって、全身麻酔をする時、大人の場合は点滴から麻酔薬を入れます。意識がなくなったところで『気管内挿管』といって、口から気管にチューブを入れ、酸素と呼入麻酔薬を流して呼吸の管理もしま

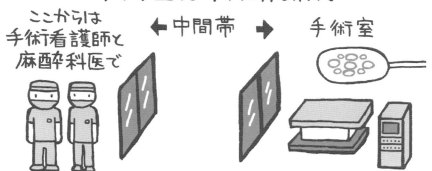

> ### コラム　麻酔科医は「痛み」をやわらげる専門家
>
> 　麻酔が専門のお医者さんには、手術室以外でも大事な仕事がある。身体に「痛み」を感じている人を楽にする仕事だ。たとえば、がんが進んで一般の薬や手術では治らないけれど、せめて痛みをやわらげたい、という患者さんにはモルヒネなど医療用麻薬を使うこともある。麻薬といってもしっかり量を管理するので、中毒にもならないし、これで痛みがだいぶ軽くなる。
> 　大きな病院では、麻酔科の先生は何時間もかかる手術を担当するほか、痛みを減らす治療にもかかわるので大忙しだ。
> 　神経痛や片頭痛など大きな痛みをともなう病気はいくつもあるので、「ペインクリニック」などの名前で、痛みを取ることを専門にする医院もどんどん増えているよ。

す。小さい子の場合は、点滴をこわがるのでマスク麻酔から始めることが多いんですよ。でもね、その前にどの場合もまず患者さんの身体の状態や手術の内容、アレルギーがあるかどうかなどを調べなくてはならない。それによって、**どういう麻酔をしたらいいか、一人ひとり考えます。**

　眠っているあいだに手術が行われるわけだから、誰でも少しは不安になりますよね。だから麻酔方法が決まったら、手術日の前に患者さんに

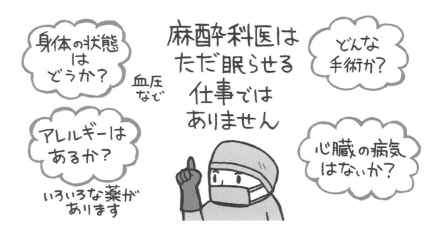

説明しますし、手術室へ向かう前に病室で気持ちをしずめる薬を注射する場合もあるんですよ」

佐藤さん「麻酔担当の先生は、麻酔をかけたあとも手術室にいるんですか？」

麻酔科医「はい。麻酔がかかったことが確認できたら手術担当の医師が手術を始めますが、**麻酔科医は手術のあいだずっと心電図や血圧計のモニターを見ています。**脈や血圧の変化を見ながら麻酔薬や点滴の量を調整したり、必要な薬を用いて、患者さんを守っているんですよ。もちろん異常があったらすぐ対応します」

手術のチームリーダー・外科医登場

佐藤さん「手術を担当するお医者さんは、外科の先生ですよね？」

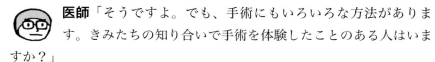
医師「そうですよ。でも、手術にもいろいろな方法があります。きみたちの知り合いで手術を体験したことのある人はいますか？」

鈴木くん「うちのおじいちゃんが昔、胃の手術をしたみたいで、おなかに20センチぐらいの傷あとがあります」

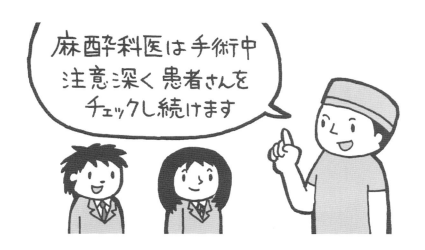

医師「今の手術は、器具も技術もすごく進歩しているので、切り口も小さくなっていますよ。昔は皮膚を切り開かないとできなかった手術が、今は小さな穴を3カ所ぐらい開けるだけでできるようになってきました」

佐藤さん「えっ、穴を開けるだけで手術ができちゃうって、どういう仕組みなんですか？」

医師「内視鏡下手術といって、身体に開けた1センチくらいの穴から『内視鏡』というカメラつきの管や小型のハサミを入れて行います。カメラで撮った身体の内部映像をテレビモニターで見ながら、マジックハンドのような器具を操作して、悪い部分だけを切っていく。これなら患者さんの身体への負担も少ないし、最近は内視鏡による手術が増えているんですよ」

鈴木くん「へえ〜、そんなすごいことができるんだ！ 患者さんによってどういう手術をしたらいいか、選ぶのは外科の先生？」

医師「僕たち外科医は、その患者さんの病気と進行具合を診て、ほかの科の専門家とも相談しながら、どんな手術方法がいいかを検討していきます。それが決まったら患者さんに伝えますが、最終的に選ぶのは患者さん本人です。心臓や脳など大きな手術になると、手術を担当する外科

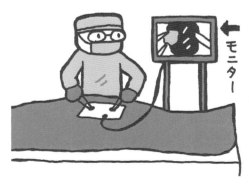

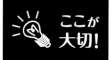

手術の種類や目的はさまざま

　このページでは身体から悪い部分を取る手術を紹介したけれど、反対に身体の中に必要なものを入れる手術もある。
　たとえば整形外科のお医者さんは、金属を使って折れた骨をつなぎとめたり、ひざやひじなどの関節がすり減ってしまった患者さんに、セラミックやチタン素材でつくられた「人工関節」を入れる手術もしてくれる。
　また、臓器移植手術といって、提供された腎臓や肝臓などの臓器を、その機能が働かなくなった患者さんに移す手術もある（P.148参照）。
　外科手術とひと口に言っても、悪いところを切る、必要なものを入れる、切って別のものと入れ替えるなど、いろいろあるんだ。

医に何人か助手もつきますし、麻酔科医、看護師、それに人工呼吸器や人工心肺装置などの機械を扱う臨床工学技士も手術室に入って、**チームで手術を進めていくんですよ**」

手術室の看護師はふたりで1チーム

鈴木くん「テレビのドラマで見たんですけど、手術室の看護師さんは、

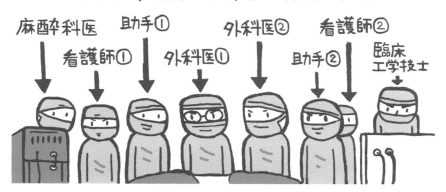

検査室や手術室ではどんな人が働いているの？

> **コラム　スーパー外科医ってどんな人たち？**
>
> 　外科手術は、同じ病気でも進行度や悪くなった個所によって難しさが違う。また、身体の部分によっても、手術の方法や難しさが違ってくる。たとえば、身体全体に血液を送るポンプの役目をする心臓や、運動能力や感覚などの指令を出す脳の手術はとても複雑で難しい。だからマスコミで「スーパードクター」「神の手」などと呼ばれるお医者さんには、心臓外科医や脳外科医が多いんだ。
>
> 　でも、スーパードクターでなくても、日本のお医者さんのレベルは高い。科目ごとにつくられている学会を通じて、みんながよりよい治療法や手術法を研究していくからだ。手術方法も多くの例をもとにして「この場合にはこの手術」という「ガイドライン」がつくられているので、日本全国のお医者さんのレベルが保たれている。

手術中、外科の先生にメスや器具類を渡していくのが仕事ですよね」

看護師「そうそう、切る道具のメスは有名ね。でもメスにもたくさんの種類があるし、そのほかに開く、はさむ、はがす、閉じるための器具など、手術に使う器具は山ほどあるんです。おなかを数センチ切るだけの簡単な盲腸の手術でも、25種類ぐらいの器具を使うのよ。**医師の指示に従って、手術のリズムを崩さないようテンポよく渡**

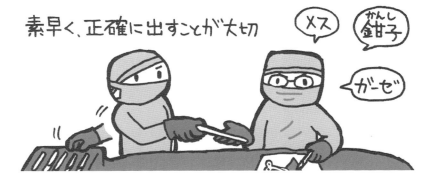

「器械出し」の看護師さん
素早く、正確に出すことが大切

していくのが『器械出し』と呼ばれる看護師の役目。だけど手術室の看護師には『外回り』という役目もあって、必ず看護師がふたりひと組で働いているんですよ」

佐藤さん「外回りの看護師さんのお仕事は？」

看護師「手術の記録を取ったり、手術中に必要になったものを取りに行ったり、手術中の出血量をチェックしたり、手術全体を見守ってすべてをサポートしていきます」

佐藤さん「直接お医者さんの手術を手伝う看護師さんと、ちょっと離れたところから手伝う看護師さんがチームを組んでいるっていうことですか？」

看護師「そうそう。だから器械出しの看護師を『直接介助』、外回りの看護師を『間接介助』ともいうのよ。手術が終わって切ったところを閉じる前には、使った器具やガーゼの数をふたりでいっしょに数えます」

鈴木くん「え～、ガーゼの数まで？」

看護師「もちろん！　手術台の下に落ちたものまでぜんぶチェックしますよ。たとえばおなかを切る手術で、万が一おなかの中にガーゼや器具が残ったまま閉じてしまったら大変でしょ？　大きな手術では使うガーゼが100枚以上、器具も何十種類にもなりますが、おなかの深いところ、

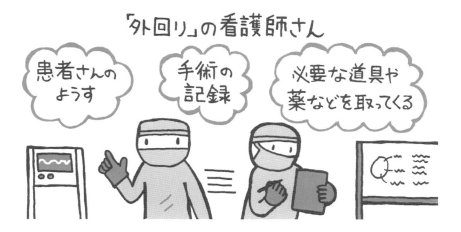

おなかの浅いところ、そして最後に皮膚を閉じる前に、最低３回はチェックして、数が合ったら医師が切ったところを閉じていきます」

佐藤さん「すごい！　手術室の看護師さんは、とても細かい作業もするんですね」

看護師「そうですね。手術のあと、器械出しの看護師は器械を洗いに出したり、外回りの看護師は『検体』といって手術で切りとったものを検査に出したりします。患者さんが麻酔からさめると病棟の看護師が迎えに来ますので、**手術室での経過を申し送って、患者さんを引き渡し、私たちの役目はおしまい**」

麻酔がさめたら、呼吸や血圧をチェックして病室へ

鈴木くん「手術のあと、患者さんはだいたいどのくらいで目がさめるんですか？」

麻酔科医「今は麻酔薬も進歩したので、麻酔の投与をやめればすぐさめるんですよ。手術が終わったら、手術室内にあるリカバリールームに患者さんを移して、麻酔をさまします。全身麻酔で気管内挿管をしている患者さんには、『目を開けてください』『手をにぎってください』と呼び

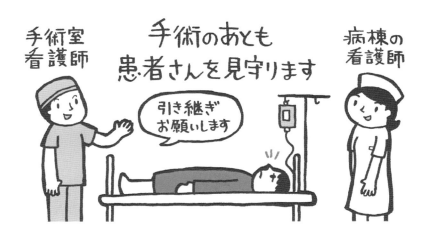

かけて、はっきり応えられるようになったら口から入っているチューブを抜きます。そのあと脈拍、血圧、血液中の酸素が充分かどうかを確認して、問題なければ入院病棟にお返しするんです」

佐藤さん「大きい手術をした場合とか、そのあとすぐには病室に帰れない患者さんもいますか？」

麻酔科医「はい。たとえば心臓の手術や長い時間がかかる大きな手術のあとでは、麻酔からさまさずに、集中治療室（ICU）へ移っていただくこともあります。**集中治療室というのは24時間体制で患者さんの全身を管理する部屋で、**各科の専門医やその部屋専任の看護師、麻酔科医がいて、患者さんが入院病棟に戻れるようになるまでお世話します」

鈴木くん「重い病気とか大きな手術になるほど、治療にかかわる人たちが増えて、みんなで患者さんを治してくれるんですね」

麻酔科医「そうですね。私たち麻酔科医も手術室では看護師さんに出血量を調べてもらったり、緊急の薬を用意してもらったり、チームのなかでも助け合いがいろいろあります。手術をした患者さんは、担当の外科医しか印象にないかもしれないけれど、本当はとても多くのスタッフが手術にかかわっているんですよ」

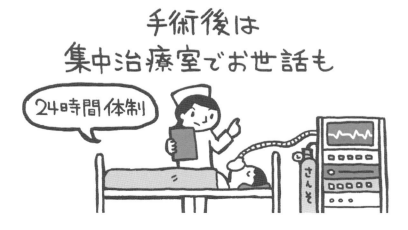

手術室や検査室ではどのような人が働いているの?

働いている人に Interview! ⑦

外科医

さまざまな手術法を用いて、
ケガをした人、病気にかかった人を
治療していく仕事。

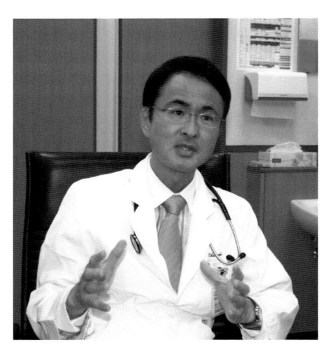

奥仲哲弥さん
(おくなかてつや)

呼吸器外科医。都内にある総合病院の副院長と呼吸器センター長を兼ねる。手術数は肺がんを中心に年間およそ200例。肺がんのレーザー治療でも全国的に有名。新しい診断や治療法の開発にも積極的にかかわっている。

Interview!

外科医ってどんな仕事？

病気を薬で治していく内科医に対し、手術で治すのが外科のお医者さん。職人的な仕事だ。このページに登場した内臓を手術する医師のほか、骨や関節の疾患を治す整形外科医もいる。手術のあとは、外科外来でその後の経過を観察していく。がん患者さんに対しては、手術だけでなく抗がん剤治療を行う外科医もいる。

手術の技術や器具は猛スピードで進化している

僕たち外科医は、手術をするのが基本の仕事です。内科医との区別で言えば、手術室へ入るか入らないかの違い、ということになります。

その昔、僕らの父親世代の外科医は、身体のどの部分の手術でもこなしていました。今は脳外科医、心臓外科医、消化器外科医など、臓器別に専門化が進んでいます。手術の方法や使う器具類も、すごいスピードで進化しているんですよ。

たとえば僕は肺の手術が専門ですが、肺は肋骨に囲まれています。そのため以前の肺がんの手術では、肩から胸にかけて切り開き、肋骨を1本か2本切ってから肺にできたがんを取っていました。

でも今は肋骨を切らずに手術できるため、傷口も小さくてすみます。がんがまだ小さいうちに発見された場合は、胸腔鏡という胸部用の内視鏡を使って、患者さんの身体にほとんどメスを入れない手術もできるんです。

手術器具にしても、自動吻合器という便利なものが開発されています。手術で切った個所はあとでぬい合わせなくてはなりませんが、この器械を使えば、切ると同時にその部分をぬうことができる。

こうした器具の発達にも助けられて、昔なら4時間かかった手術が1時間半で終わるようになりました。手術中の出血量も、劇的に減っています。肺がんの手術を例にとると、20年前なら700〜800ccあった出血が、最近は100cc以下。輸血の必要もなくなってきました。

手術室や検査室ではどのような人が働いているの?

手術室以外でも患者さんをサポート

　外科医と患者さんとの出会いは、多くの場合、内科の先生が仲介してくれます。「胃が痛い」「呼吸が苦しい」という患者さんがいたら、まず内科外来にかかるのがふつうだからです。

　内科の先生がその原因をつきとめ、胃がんや肺がんが見つかったら、そこで外科医に「この患者さんの手術を検討してくれますか」と引き継ぐのが一般的な流れ。

　でも、内科的な治療も外科的な治療も可能というケースもあるんです。たとえば、早期がんと進行がんの中間ぐらいという時などは、内科医と外科医が相談し、患者さんの意見もまじえて治療法を決めます。

　僕たち呼吸器外科医も含め、おなかの臓器を専門にする外科医にとって、いちばん多いのはがんの手術です。がんという病気は再発する可能性がありますから、手術のあと退院するまで経過を見守るのはもちろん、退院後も５年間定期的に外科外来へ通っていただきます。

　がんの治療では、手術前にがんを小さくしたり、手術後に再発を防ぐ目的で抗がん剤を使うことも少なくありません。抗がん剤治療は分類で

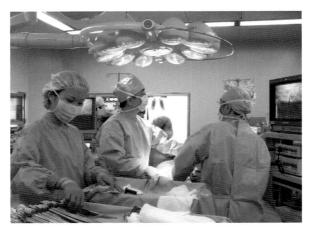

手術中は真剣!

いえば内科の治療ですが、最近は外科医が担当することも多くなってきました。僕も抗がん剤治療を行っています。

はじめにお話ししたように、外科医の基本的な仕事は手術ですから、淡々と悪い個所だけ取り除いていく「ドライな仕事」のイメージで見られがちです。

でも実状は違います。手術を担当した患者さん、特にがんの患者さんとは長くおつきあいしていきますから、人情味もないといい外科医にはなれません。

外科医のある1日

8時	出勤。外科病棟で、担当患者さんと面談。検査などの指示を出す。
9時	12時半まで、2件の手術を行う。
12時30分	昼食。
13時	16時まで外来診察室で、初診、再診の患者さんを診る。その合間に病棟回診。
16時30分	内科医、放射線科医、麻酔科医と症例検討会。
17時	病棟回診。
18時	院内の委員会に出席。
18時30分	学会で発表する症例をまとめる。
19時30分	帰宅。

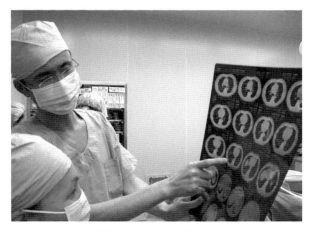

病状を確認することが大切です

「ありがとう」の言葉が疲れをいやす

　ところで、学生時代のクラブ活動で運動部を選ぶ人と文科系のクラブを選ぶ人とは、なんとなくタイプが違いますよね。これはそのまま外科医と内科医の個性にもあてはまるんです。

　内科医の先生は学者タイプで、診断をくだすまでの過程を大切にしています。Ｘ線検査で患者さんの肺に影が見えたら、段階を踏んで検査を重ね、慎重に検討していく。一方外科医は、診断より先に治療に目が行くため、すぐに影の部分の細胞を採って調べ、結果が悪ければ早く手術をしようとする。

　こう説明すれば、もうおわかりでしょう。外科医を選ぶ人は、運動部の出身者が多いんです。もちろんすべてが今の例にあてはまるわけではありませんが、私自身も医大でバスケット部に入っていましたし、レギュラー仲間の５人は全員外科医になりました。

　先輩後輩の上下関係がはっきりしている点も、外科医の世界と運動部は共通しています。外科医は職人ですから、先輩から技術を習得していくんです。第２助手からスタートし、呼吸器外科として一人前になるま

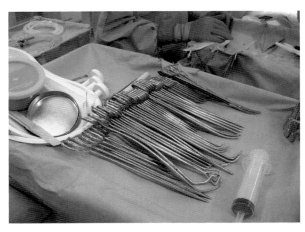

たくさんの器具を使います

で15年ぐらいかかる。お寿司屋さんや大工さんなど、職人さんといっしょです。だから僕は、職人さんはどなたにも親しみを感じます。

　腕のいい職人になるには、手先が器用なことも条件のひとつ。でも外科医にとって、それはさほど重要ではありません。動いている心臓をぬっていく心臓外科手術など、特殊な外科手術には器用さやセンスが必要だと思いますが、それ以外の手術は訓練でできるようになります。

　外科医に欠かせない冷静さや集中力も、訓練で身につくんです。といっても難しい場面、たとえば心臓の近くにある血管をはがしていくような時は、いまだに緊張して冷や汗が流れます。

　でも、そんな手術を終えた時は、大きな達成感が得られるんです。外科医は患者さんの人生の転換期に寄り添いますし、患者さんが目の前で亡くなるのを見ることも多い。ドラマティックな仕事、とも言えるでしょうね。

　労働時間も長く神経も使いますが、患者さんから感謝されると疲れも吹きとびます。患者さんやご家族の「ありがとうございました」という言葉が、僕らにとっていちばんうれしい贈りものなんです。

外科医になるには

どんな学校に行けばいいの？
　外科を選び、さらに専門を決めていくのは医師になってから。まずは大学の医学部か医科大学へ進んで6年間勉強しよう。そのあと医師国家試験に合格すれば医師になれる。ただし外科志望の場合でも、研修医としてひと通りすべての科目を体験しなければならない。ここで、志望していた科目を変更する人も案外多い。

どんなところで働くの？
　外科医の主な職場は大きな病院だが、国や世界的な組織に属して紛争地帯で傷ついた人の治療に当たる医師もいる。日本では、今、外科医の数は不足気味。手術中は立ち通しで労働時間も長く責任も重い仕事だが、多くの病院が優秀な外科医を求めている。

手術室や検査室ではどのような人が働いているの？

働いている人に Interview! ⑧

臨床検査技師

患者さんの血液や尿を採取して検査したり、超音波検査器などの検査機器を使って、異常な個所や病気を見つける仕事。

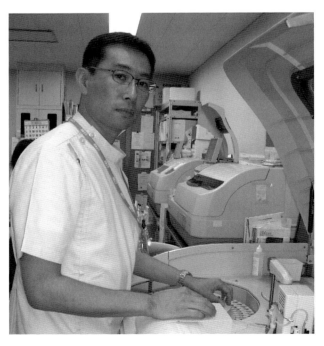

松本恵一さん
まつもとけいいち

総合病院の検査室長。総勢20名に及ぶスタッフの仕事を見守りながら、自身も超音波検査士として連日検査にあたっている。ベテランになった今も、熱い心と向学心を忘れない。それにユーモアも。

Interview!

> ### 臨床検査技師ってどんな仕事？
>
> 　病気の診断や、治療の効果を調べるためにさまざまな検査を行う仕事。大きく分けると、血液や尿、痰など患者さんから採取したものを検査する「検体検査」と、心電計など機械を使って直接患者さんの身体を調べる「生体検査」がある。病院でできる検査はぜんぶで6000種類もあるが、どんな検査を何種類ぐらい扱うかは、病院の規模や特徴によって異なる。

1500種類もの検査を慎重に行う

　ようこそ、検査室へ！　検査技師の仕事は一般の方にくわしく紹介されるチャンスが少ないので、喜んでお話しさせていただきます。

　まず検査技師の役割を説明すると、外来診察室の先生から依頼を受けて患者さんの病気をつきとめることと、入院患者さんの検査を行って治療がうまく進んでいるかどうかを確かめることです。

　この検査室で引き受けている検査は、およそ1500種類。血液検査だけを取り上げても、何を調べるかによって必要な血液量も器具、試薬も異なりますから、ぜったい間違えないように気をつけなければなりません。

　血液を採る時の器具はすべて使い捨てタイプにしています。血液で感染する病気を防ぐためにそうしているんです。血液がついた器具の廃棄は、特別な業者に頼むため費用も高額ですし、帳簿をつけて管理しなければならないので大変。でもこれも、検査を受ける患者さんの安全を守るためです。

　コレステロール値や血糖値、中性脂肪値を調べるほか、血液検査では細菌感染症、肝炎、リウマチ、エイズなどさまざまな病気がわかります。

　そのほか私たちの検査室では、この病院を象徴する血液検査も行っているんです。うちの病院は、子どもが欲しいのになかなか妊娠できない人の「不妊治療」に力を入れていて、毎日120人くらいの方が検査に

訪れます。その方たちのために、女性ホルモン値を測るのも私たちの役目。この検査はホルモンが正常に出ているかをみたり受精の最適なタイミングを調べたりするものなので、病気を調べる検査とはちょっと性質が異なります。ちなみにうちの病院には、不妊の原因を調べたり、体外受精にかかわる「エンブリオロジスト」と呼ばれる技師さんもいるんですよ。

　患者さんから提供された材料を使う検査には、血液検査以外に尿検査もあります。尿を調べることで、腎臓がん、膀胱がん、膀胱結石、尿路結石、また糖尿病の発見につながることもあるので、これもとても大事な検査です。

超音波を使って身体の内部を映す

　ここまで紹介してきたのは「検体検査」と言われるものですが、病院での検査には、このほかにも「生体検査」と呼ばれるものがあります。機械を使って患者さんの状態を直接確かめる検査で、実は私の専門分野はこちら。そのなかでも超音波検査が私の専門領域です。

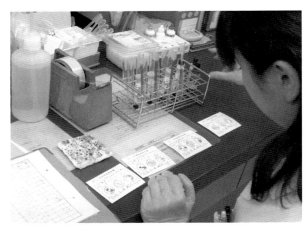

血液検査の最中です

Interview!

　超音波というのは人間が聞きとれる音より周波数が高い音ですが、それを利用して身体の内部からのエコーをコンピュータ処理する検査法で、別名エコー検査とも言います。

　検査の方法はとても簡単。胃を調べたい時は、あおむけに寝てもらい、胃の上の皮膚にゼリーをぬって、そこに探触子という器具を当てるだけ。こうすると胃のようすがモニターに映し出されます。

　胃と聞いて、テレビのCMなどで見られるころんとした形状を思い浮かべる方も多いと思いますが、食べものが入っていない空っぽの胃は細い袋状です。胃の超音波検査をする時は「数時間前から食事をしない

▶臨床検査技師のある1日◀

8時30分	出勤。検査室のスタッフ全員で短い朝礼。
9時15分	消化器内科医から最初の超音波検査依頼が入る。結果は異常なし。検査中、患者さんのぐちを聞く。これも仕事のうち。
9時40分	ここから12時半まで8人を検査。判定が難しいケースは、画像を担当医師といっしょに検討する。
12時30分	昼食休憩。
13時10分	午後の検査開始。
15時	予算会議に出席。
15時30分	検査室に戻って検査再開。
17時	研修生に1時間かけて検査室を案内、説明する。
19時	備品のオーダーなど、書類仕事。
20時	帰宅。

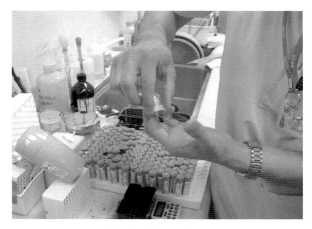

プレパラートをつくります

こと」という指示が医師から出ますので、私たちは画像に映る細長い袋を見て異常の有無を判断していきます。

もし指示を無視してごはんを食べてきた人がいると、ごはんつぶがはっきりモニターに映ってしまいます。というのは冗談で、お米のつぶまでは確認できませんが、胃に何かが入っているのはわかるんです。

食事をしたのは何時間も前なのに胃がふくらんでいる、という場合もたまにあります。異常発見です。こんな時は、十二指腸がつまっている可能性などを考えて、今度は十二指腸を検査していきます。

検査現場でも人間同士の交流が大切

超音波検査は身体になんの影響も与えませんし、痛みもまったくないまま内臓の状態が確かめられる検査でもあります。検査時間は最低でも15分ぐらいかかりますが、これでかえって患者さんの話をじっくり聞きながら悪いところを探っていくことができるんです。

「腹部の痛みの原因を調べてください」

医師からこう依頼された患者さんと話しているうち、痛いのはおなか

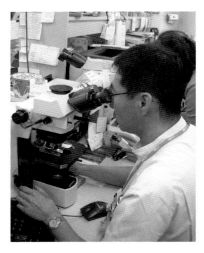

顕微鏡で病気を見つけていきます

Interview!

ではなく腰だとわかって、検査個所を変えることもあります。

　検査機器や診断技術は年々進歩し、単に数値を測る検査などは、人間の代わりにずいぶん機械がやってくれるようになりました。でも、どれほど機材やテクニックが進化しても、それを使う人間同士がしっかり言葉を交わしていないと、精度の高い検査はできないんです。

　専門教育を受けて国家試験をパスすれば誰でも検査技師にはなれますが、すぐに一人前の仕事ができるわけではありません。現場では、教科書に書かれていた事例とは違うケースにつぎつぎ出合います。医師や患者さんとの会話や自習を重ねて経験をつまないと、周囲の人から信頼される検査技師にはなれないのです。

　私自身は、中学生時代から未知のものを調べていく理科の実験が大好きで、「これを活かせる仕事がしたい。でも研究室に閉じこもるのではなく、できれば医療現場で患者さんともかかわりたい」と考えてこの職業を見つけました。

　今、私がたずさわっている検査では、はじめて会った人の身体の中をのぞいて異常を探すわけですから責任も重い。患者さんに安心感を与えながら、正確な検査ができる技師でありたいと思っています。

臨床検査技師になるには

どんな学校に行けばいいの？
　臨床検査技師を志す人は、高校を卒業したら専門の養成学校や、臨床検査技師の養成コースがある4年制大学、あるいは医療系の短大で学ぼう。こうした学校を卒業すると、臨床検査技師国家試験の受験資格が得られる。また医学部や歯学部を卒業した人も、受験資格が得られる。

どんなところで働くの？
　病院のほか、検査センターや製薬所などが職場。2008年から生活習慣病を調べる「メタボ検診」も始まり、医療の世界では「予防」や「がんの早期発見」が重視されて、検査技師の役割は増している。臨床検査技師資格をとったあと、細胞検査士、超音波検査士などの関連資格も取得すると、職場の選択肢も広がる。

手術室や検査室ではどのような人が働いているの？

働いている人に Interview! ⑨

診療放射線技師

医師の依頼に従って、X線検査装置、CT、MRIなどの検査装置を操作し、患者さんの検査を行う仕事。

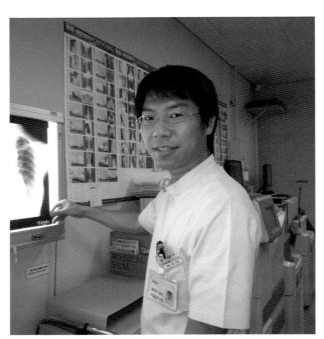

海老澤賢司さん

医療系大学を経て、診療放射線技師になる。現在の勤め先は都内にある総合病院の放射線科。奥さんも現役の放射線技師。新しい情報の収集や技術の習得に熱心で、奥さんや仲間たちと常に研鑽を重ねている。

Interview!

診療放射線技師ってどんな仕事？

　内科や整形外科など多くの科の医師から依頼されて、X線などを使った装置で患者さんの検査をしたり、患部に放射線を当てて治療を行う仕事。放射線による治療は、手術、抗がん剤治療と並ぶがん治療の柱のひとつとして広く行われている。検査も治療も、作業中にX線を浴びる量が多いと身体に害が出るので、プロテクターをつけて行う。

女性の放射線技師は今大人気

　放射線技師の仕事のなかで、いちばん基本となるのは一般にレントゲン写真ともいわれるX線写真の撮影です。骨が折れていないか確かめたり、健康診断で胸の写真を撮る時もX線撮影装置で行います。でも放射線室には、この装置のほかにもいろいろな装置がありますし、できる検査の種類もたくさんあるんですよ。

　マンモグラフィーという乳房を撮影する装置もあります。乳がんの検診に使われるものです。男性でも乳がんにかかる人はいますが、検査を受ける方は女性がほとんど。そこで最近は、女性の放射線技師がこの検査を担当することが多くなりました。乳がん検診はとても普及してきたし、女性技師は患者さんからも好評で引く手あまたなんですよ。

　装置の説明に戻ると、X線テレビ装置もよく使われます。バリウムという白い液体を飲んで行う、胃の検査が広く知られていますね。この検査をすると、飲んだバリウムがどのように胃に届くかをライブ映像で見られるので、胃がんの発見に役立つんです。

　通常の検査で何か異常が見つかった時、CTやMRIといったさらに精密な装置でくわしい検査をします。ごく簡単に説明すると、CTはX線を使って身体を輪切りにした状態で写せる装置。MRIはX線でなく磁力を使って身体の中を検査する装置。

　CTとMRI、どちらもすぐれた検査装置ですが、患者さんの症状や病

気の種類によって使い分けることで、治療に必要な情報を医師に提供しています。

患者さんにとって身近な放射線技師になりたい

入院用のベッドが2000床以上ある大規模な病院の放射線科では、今までお話ししてきた装置ごとに専任の担当者がいる場合が多い。でも私の勤め先のようにベッド数100床ぐらいの中規模病院では、日替わりでX線撮影もCTもMRIも担当します。

検査の依頼個所は頭から足の先まで。多くの科の医師から依頼が来るので、さまざまな病気を覚えなければ的確な検査ができません。覚えること、考えることは果てしなくあります。でも、だからこそとびきりおもしろい仕事なんです。

医師からは、病気や最新医療についての話をなるべく多く聞きたいと思っています。画像を映し出すのは装置ですが、セットしてボタンを押すのは人間です。だから同じ装置を使っても、放射線技師の腕や知識量で画像に多少の差が出てきます。だったらやっぱり、より医療価値の

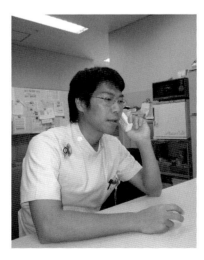

電話で医師と打ち合わせ

Interview!

高い画像を提供できる放射線技師になりたいですよね。

「検査の結果はどうでしたか？」

撮影を終えたあと、患者さんからこう聞かれることがあります。

でも、残念ながらこの問いに答えることはできません。私たち放射線技師は、検査を行うまでが仕事。その検査結果を見て異常があるかどうか調べるのは、「放射線診断医」という専門の医師の仕事です。この結果レポートが検査を依頼した医師にもたらされ、さらに検査をするか、どう治療していくかなどの判断がなされます。

今、学会などで、放射線技師も「読影補助」というかたちで画像診

診療放射線技師のある1日

8時30分	出勤。スタッフ全員で軽いミーティング。
9時	CT検査の予約患者さんから、今日の仕事がスタート。そのあと外来診察室からの依頼が続き、13時まで休む間もなくX線、X線テレビの撮影が続く。
13時10分	ようやく昼休み。13時半にMRIの予約があるので休みは20分。急いでパン食。
13時30分	MRI撮影。
14時	担当医師も立ち会って、注腸検査（バリウムを入れて行う大腸検査）。
15時	17時まで外来、入院患者さんのX線検査とCT検査。
17時	本日の検査はすべて終了。消化器内科医を訪ねて、先程行った注腸検査について質問。
18時	帰宅。

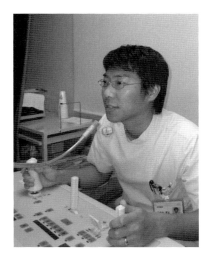

胃カメラを操作。患者さんに話かけながら撮影します

断を手伝えるようにしよう、という話が出ていると聞いています。もし近い将来、画像診断にかかわれる新しい資格ができたら、ぜひチャレンジしたいです。

　もともと僕は小さいころから機械類に興味があって、仕事を選ぶなら機械を扱う職種にしよう、と決めていました。でもこの仕事を始めてみたら、検査装置の扱いも好きだけれど、人とかかわるのもすごく楽しいと思うようになったんです。

　ですから検査を通じて、患者さんが身近に感じてくれ、医師やまわりのスタッフからも信頼されるような放射線技師になれたらいいなと思って、毎日の仕事にはげんでいます。

自分の仕事に付加価値をつけて楽しむ

　医療機器の進歩は目覚ましいものがありますが、放射線検査の装置も例外ではありません。私がこの仕事についてから11年が経ちましたが、このあいだの進歩もすごかったですね。

　その進歩に遅れないように、学会に出るのはもちろん、大学時代の仲

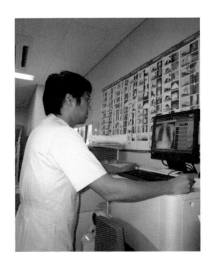

撮影した画像
を確認

間たちとも勉強会を続けています。
「うちの病院に最新のMRIが導入された」
などと言う仲間がいれば、すぐみんなで見学に行って使い方などを教わってきます。

装置のなかで、特に進化が早いのはMRIです。そのおかげで今までできなかった検査がいくつもできるようになって、病気の早期発見につながっています。
「この前学会でこんな検査方法があるって聞いてきたけど、うちの放射線科でもできないかな？」
医師からこんなことを言われると、「よし、やってみよう」という意欲がわいてきます。

装置が最新型でなくても工夫次第で新しい検査ができるようにもなるので、自分の仕事に付加価値をつけて、楽しみながら僕もまだまだ進化したいです。

診療放射線技師になるには

どんな学校に行けばいいの？
診療放射線技師になるには、高校卒業後、診療放射線技師を養成する専門学校か、養成コースがある短大または大学に進もう。ここを卒業すると国家試験の受験資格がとれる。合格すれば、放射線科で使う機器をすべて扱えるが、マンモグラフィー、MRI、放射線治療などには独自の認定資格もあって取得者も増えている。

どんなところで働くの？
9割以上が病院で働いている。大規模病院では、CT専任、MRI専任など特定の検査を担当する場合も多い。はじめは小・中規模の病院ですべての装置にかかわり、そのあとMRIの認定資格をとるなど専門性を深めて転職するのも一手段。

ほかにもこんな仕事があるよ！

病理医

どんな仕事？

患者さんの身体から採った細胞や組織などをくわしく調べる仕事。医師でありながら、患者さんとは直接会わず、診断を専門に行う仕事だ。たとえばがんが疑われる患者さんの細胞を顕微鏡で見て、がんかどうか、広がりや悪性度はどうかを病理医が判断することで、治療方針が決まることもある。

この仕事に就くためには？

まずは医師免許をとり（P.37参照）、そのあと日本病理学会が行う専門医試験を受ける。表に出てこないので患者さんにはなじみがないが、診断や治療を進める時になくてはならない縁の下の力持ちだ。がんの手術では、手術中に採ったがん細胞をすぐ病理医が検査し、このまま手術を終えてもいいか、もう少し広く切除するかを決定する場合もある。また手術で採った臓器を検査し、その手術が適正に行われたかを判断する役目も担う。

臨床工学技士

どんな仕事？

自分の力では呼吸ができない人が使う人工呼吸器や、腎臓の機能が低下して自力では血液中の不要なものを尿として体外へ出せない人が使う人工透析装置などの器械を扱う専門家。大きな手術で人工心肺装置を扱うこともあるし、患者さんの命にかかわる場面で活躍する技術職だ。

この仕事に就くためには？

臨床工学技士になるには、高校卒業後に専門学校か専門科目がある短大、大学などで勉強し、国家試験を受けることが必要だ。就職先は主に病院で、手術室や重い症状の患者さんを受け入れるICU（集中治療室）が職場となる。

また臨床工学技士のなかには、透析技術認定士や体外循環技術認定士、呼吸療法認定士、臨床ME専門認定士（病院で患者さんに使う機器をME機器という）など、学会認定の資格をとってその分野の専門家になる人もいる。

ほかにもこんな仕事があるよ！

細胞検査士

どんな仕事？
　大きなくくりで言えば臨床検査技師の仕事に含まれるが、そのなかでも患者さんから採取した細胞を検査するスペシャリスト。主な仕事はがん細胞の発見。がんとは悪性腫瘍の別名だが、悪性か良性か判断が難しい細胞も少なくない。顕微鏡などを使って、それをくわしく調べていくのが細胞検査士の役割だ。

この仕事に就くためには？
　細胞検査士になるには、まず臨床検査技師の資格をとり（P.119参照）、病院などで1年以上細胞検査にたずさわるか、細胞検査士の養成機関で勉強して、日本臨床細胞学会の認定試験を受ける。
　仕事場は病院の検査室や検査センター。調べる細胞はほんのわずかなものだが、そのなかには何十万にもおよぶ細胞が含まれているので、ここからがん細胞を発見するには顕微鏡を扱う高い技術や細やかな神経が要求される。

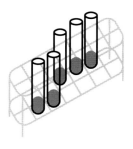

Chapter 5
病院を支えるためにどんな人が働いているの？

病院を支えるためにどんな人が働いているの？

医療を支える仕事を

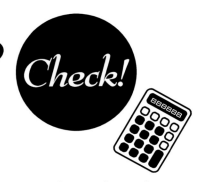

病院には医療や検査にかかわるスタッフと同じくらい、事務系スタッフがいる。
管理課や総務課と書かれたドアの内側では、どんな仕事が行われているのかな？
病院見学の最後は、事務系の仕事場だ！

事務系スタッフも医療チームの一員

鈴木くん「外来を見学した時、医事課の人には会いましたけれど、病院には総務課もあるんですね」

総務課員「そう。外から見ると、病院は医師を中心にしたピラミッド形に見えるかもしれませんね。でも今の病院は、医療チームのなかに医師も看護師も検査担当の技師も、そして事務系のスタッフもいる。そういう組織になっているんですよ」

佐藤さん「同じ事務系の人のなかでも、いろいろな仕事に分かれているんですか？」

総務課員「この病院の事務スタッフは、主に**『医事課』『管理課』『総務課』『経理課』**の4部門に分かれて仕事をしています。医事課のスタッフは、

医療事務と呼ばれる事務作業をするのが仕事。佐藤さんと鈴木くんも知っているように、患者さんの医療費を計算するほか、レセプトと呼ばれる書類もつくるんですよ」

鈴木くん「レセプトってどういうものですか？」

総務課員「診療報酬明細書ともいって、患者さんが負担する以外の医療費を請求するための書類のことです」

佐藤さん「患者さんは保険に入っているから、支払う医療費はふつう３割だってこの前聞きました。ということは、レセプトで請求するのは残りの７割の費用？」

総務課員「そうそう。よく覚えていましたね」

鈴木くん「レセプトの料金は、誰に請求するんですか？」

総務課員「患者さんが入っている保険が社会保険なら社会保険診療報酬支払基金、国民健康保険なら国民健康保険団体連合会というところに請求して、そこから支払ってもらいます。レセプトは医師のカルテに書かれた情報をすべてお金に替えて計算する作業なので、かなり複雑で難しい仕事なんです。それに、医療事務のなかでとても大切な仕事でもあります」

佐藤さん「医事課には女の人のスタッフが多かったような気がしますけ

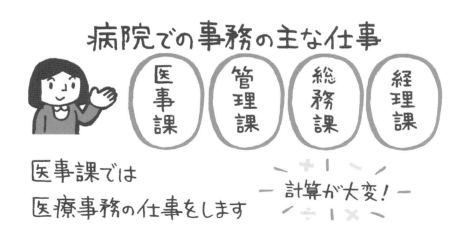

病院を支えるためにどんな人が働いているの？

医療を支える仕事をイラストで見てみよう

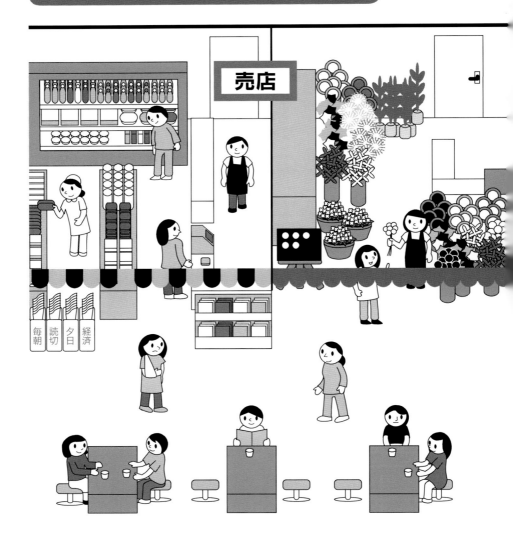

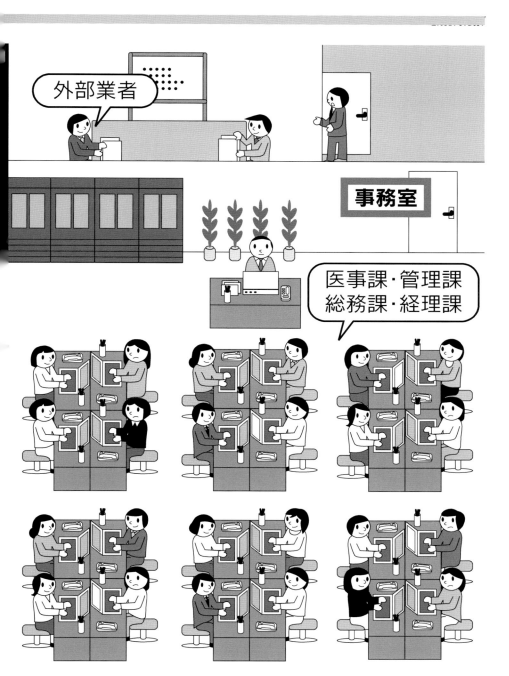

病院を支えるためにどんな人が働いているの？

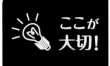

医師の絶対数は不足している

　医療法では、病院の規模によって医師や看護師の人数が定められている。たとえば一般的な病気の人を受け入れる病院では、入院患者さん16人につき医師が1人、など細かな決まりがあるのだ。
　でも実際には、医師の絶対数が不足しているといわれている。特に小児科医、産科医、麻酔科医、外科医の数が少なく、そのため産科や小児科を閉鎖する病院も出てきた。
　現在、厚生労働省と文部科学省の両方で、臨床研修制度を見直すなど、医師不足の解消法が検討されている。医師をめざす人は、医師になる時点で不足している科の専門医にチャレンジしてみてはどうだろう。

れど」

総務課員「ああ、この病院だけでなく、**どの病院の医事課でも女性のほうが多いかもしれません。**レセプトは毎月はじめに請求するものなので、月末から月のはじめにかけて、医事課のスタッフはすごく忙しいんですよ」

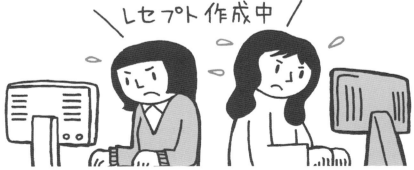

管理課スタッフは外部業者とのやりとりをする

総務課員「管理課のスタッフは病院の管理にかかわる仕事をしているんですが、病院の管理と聞いてどんなことが思い浮かびますか?」

鈴木くん「え〜と、検査とか治療に使う器械の点検をしたり、新しいものを買ったりするのも管理かな?」

総務課員「そうそう、病院で使う備品一切を管理するのも大きな仕事ですよ。医師や検査技師さんは、新しい装置や手術器具が出ると、それを使ってみたいよね。管理課では、それが本当に必要かどうか、医師たちとも検討して購入したり、管理したりしていきます。ただし、管理のなかでもお金の管理は経理課の仕事です。たとえば薬の注文は薬局の薬剤師さんがしますが、お金を払うのは経理課というわけ」

佐藤さん「駐車場でガードマンの制服を着た人が案内をしていたり、入院病棟ではおそうじ会社の制服を着た人たちがおそうじをしているのを見ましたが、警備やおそうじを頼んだりするのも病院管理のお仕事ですか?」

総務課員「そう! ふたりともこれまでしっかり見学してきたんだね。佐藤さんが言ったように、警備や清掃にかかわる仕事も、管理課のスタッ

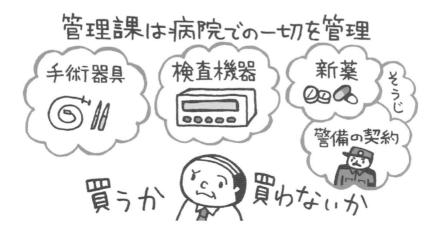

フが受けもっています。医事課のスタッフが患者さんにかかわる仕事をするのに対して、管理課のスタッフは外部の業者さんとかかわることが多いですね」

鈴木くん「ということは、外部にも病院の仕事をサポートしてくれる人たちがたくさんいるっていうことですよね」

総務課員「もちろん。**製薬会社や医療機器メーカー**など、たくさんの業種、多くの人が病院を支えてくれているんですよ。製薬会社からはMRと呼ばれる医療情報担当者が医師に会いに来て、新しい薬を紹介したり、医学の最新情報も知らせてくれる。それと入院患者さんで『死んだあと自分の臓器を提供したい』と希望する人がいたら、東京都に所属している移植コーディネーターを呼んで、相談に乗ってもらいます」

総務課スタッフは病院経営すべてにかかわる

総務課員「さて、では最後に私が働いている総務課に行って、どんな仕事をしているか紹介しましょう」

鈴木くん「あれっ、この部屋はなんだか病院じゃなく、ふつうの会社みたいな雰囲気ですね」

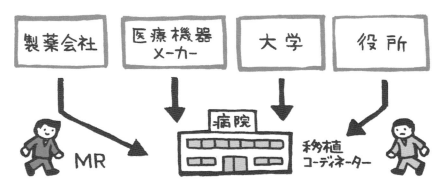

> **コラム** 最近出てきた「予防医学」って？
>
> 　その昔、病院は病気やケガを治すだけの場所だった。いや、もちろん今もそれが病院のもっとも大きな役割だけれど、最近では「予防医学」という分野がクローズアップされている。病気になってから治療する「治療医学」に対して、病気の兆候をいちはやく見つけて病気にならないようにしていくのが「予防医学」。
> 　学校や自治体で行う健康診断や、「人間ドック」と呼ばれる病院での健康チェックも予防医学のひとつだ。検査の結果、血圧が高めで血液には脂肪分が多かった場合、心臓病や脳溢血を引き起こす可能性が高いと考えて、食事や運動療法で健康な身体に戻していく。この例でもわかるように、予防医学分野では、医師だけでなく保健師や栄養士たちも患者さんにかかわって活躍しているよ。

総務課員「そう、**病院の総務課スタッフも一般企業の総務課スタッフと同じような仕事をしているんですよ。**この病院全体の仕事がうまくいくよう、あらゆる面からサポートしていく仕事と言えばいいかな。まず院内に向けての仕事としては、いろいろな委員会を開いています。たとえば医療安全管理委員会など医療法で『つくりなさい』と決められているものや、この病院独自につくっている『栄養サービス委員会』など、ぜんぶで 20 以上の委員会があるんです。その開催日を決めて委員に知

らせたり、会議の議事録を取って、院内の全員にパソコンで主な内容を知らせたりしていきます」
佐藤さん「あっ、そういうところは学校と似ていますね」
総務課員「もうひとつ学校と似たものがあって、ここで働くスタッフの教育もしているんですよ」
鈴木くん「えっ、教育って何かの勉強会？」
総務課員「そう、患者さんと接するときのマナーの勉強会。**病院というのは患者さんに医療を提供するサービス業でもあるので、スタッフの応対がとても大事なんです。**病院の電話に出た人や受付の人、それに看護師が不親切だったら、病院全体のイメージが悪くなってしまいますよね。だから患者さんたちが気持ちよくいい医療を受けられるように、患者さんと接するスタッフにマナー研修をしているんです」
佐藤さん「あっ、そういえば最初に会った看護師さんが言っていました。笑顔で患者さんを出迎えるのも大切な仕事だって」
総務課員「もちろん適切な医療を提供することがいちばん大事ですけれど、今はどの病院もサービスにちからを入れているようですよ」

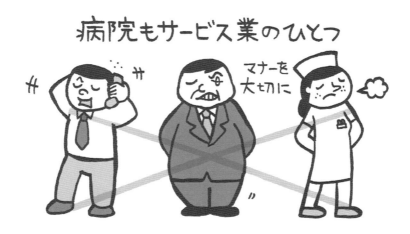

コラム 病院にもいろいろな「個性」がある

　大きな病院にはいくつもの診療科目があるのが一般的だが、なかには特定の病気、特定の臓器の治療を専門に行う大病院もある。たとえば、がん治療を専門にする病院、心臓の病気専門、また女性だけがかかる病気の専門病院といった具合だ。

　一方、総合的な科目をもつ病院のなかにも、その病院だけの特徴を色濃く出しているところがある。たとえば糖尿病の専門医をそろえている病院もあれば、エンブリオロジストといって体外受精の技術をもつ技師を集めて不妊治療にちからを入れている病院もある。

　みんなの町にある大きな病院にはどんな科目があって、どんな医師がいるだろう。ホームページには診療科目だけでなく、医師のプロフィールが書いてあることも多いので調べてみよう！

病院だってサービスが大切！

鈴木くん「そういえばぺりかん病院には売店やレストランや花屋さんも入っていますけど、そういうのもやっぱり患者さんやお見舞いの人へのサービス？」

総務課員「そうそう。入院患者さんも利用しますが、外来の患者さんや

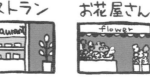

お見舞いに来た人にとって、病院に何があったら便利かを考えてレストランや花屋さんを入れたんです。日本全国から患者さんが集まるような巨大病院には、郵便局とか銀行、旅行代理店まで敷地内にそろえているところもありますよ」

佐藤さん「すご〜い、そこだけで小さな町という感じですね」

総務課員「外へのサービスでは、もうひとつとても大事な仕事があります。**ここには救急センターがあるので、消防署に『今日の当直は小児科と整形外科の医師です』と連絡する仕事。**こうすれば救急隊が夜中に高熱を出した子どもを運ぶ時、『今日はぺりかん病院に子どもを診てくれる先生がいるぞ』とわかるから、すぐに来てもらえるわけです」

鈴木くん「総務課の人たちって、救急センターの仕事までサポートしているんですね。ほんとに大事な仕事だなあ」

病院アピールやイメージアップも総務課の仕事

総務課員「病院全体にかかわる仕事としては、病院のアピールも総務課スタッフが考えていくんですよ」

佐藤さん「アピールって、病院の広告をつくったり宣伝をするっていう

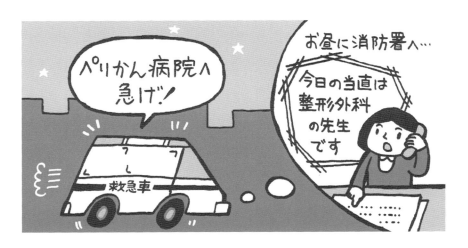

ことですか?」

総務課員「それに近いかな。病院の広告は医療法という法律で規制されているんだけれど、たとえば『うちの病院では心臓手術の件数が年間これだけありますよ』とか、患者さんが病院を選ぶ時の基準になるようなことは伝えてもいいんです。だから、**ぺりかん病院のいいところを、いろいろな形でアピールしています。**たとえばホームページにもさまざまな病院情報をのせているんですよ」

鈴木くん「病院の特徴が前とは変わったりすることもありますか?」

総務課員「はい、あります。ぺりかん病院は地域に密着した病院なので、町にお年寄りの人口が増えてきたから、お年寄りがかかりやすい病気の外来をつくろうとか、周辺状況に合わせて病院も変えていきます。もちろんこれは総務課のスタッフだけで進めるわけじゃなく、院長や主なスタッフが会議を重ねて決めるんです。病院の事務系スタッフは、医療に直接かかわる医師たちと同じように『患者さんを早く痛みや苦しみから解放してあげたい』という気持ちで仕事をしています。一般企業と似たような仕事をしていても、医師といっしょに医療を行っている感じなんです。それがこの仕事の特徴でもあり、私たちのやりがいでもありますね」

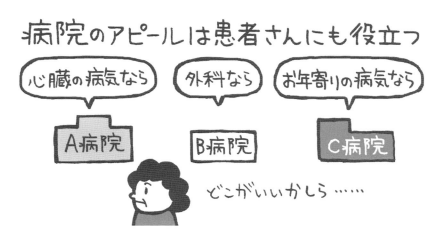

病院を支えるためにどんな人が働いているの？

働いている人に Interview! 10

MR

製薬会社の社員として、自分が担当する薬品の情報を医師や薬剤師に提供して、その製品を患者さんに届ける仕事。

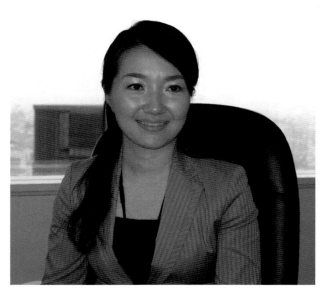

三浦香澄さん

外資系製薬会社のMR担当。大学は文系だったが医療分野にも興味があり、製薬会社に就職。MRとして毎日都内の担当区域を回り、医師たちに薬品の情報を提供している。すてきな笑顔と「ガッツ」の持ち主。

Interview!

MRってどんな仕事?

製薬会社の営業員として、医師や薬剤師に医薬品の情報提供を行う。そうした活動を通して、社会に貢献できる仕事だ。扱う製品には副作用もあるので、科学的根拠に基づいて明確な説明をしなければならない。最新の医療情報を仕入れたり、研修会に出るなど勉強を続けることも必要だ。

医師や看護師に自社の薬を説明する

　MRという職種名を聞いて、どんな仕事かすぐにわかる人はそう多くないと思います。実は私も、就職活動中にネットでこの仕事を見つけるまで、まったく知りませんでした。

　ひと言で言えば、MRとは製薬会社の情報担当員。名称はメディカル・レプリゼンタティブス(Medical Representatives)の略で、病院やクリニックのお医者さん、薬剤師さんたちのもとへ出向いて、自社の薬を説明しながら営業しています。

　ところで、病院で出される薬と町の薬局で売られている薬がどう違うか知っていますか？　病院で出される薬は医療用薬品といって、お医者さんの処方箋がないと手に入りません。

　医療用薬品のうち、長く使われて安全性が確かめられたものや効き目がゆるやかなものが、市販の医薬品になります。開発されて間もない薬や、効果も強い代わり毒性の強い薬は、薬局では売れない仕組みになっているのです。

　製薬会社のMRが担当する薬には、効果や副作用を検査する治験をパスして発売されたばかりのものや、効果は高いけれど毒性も強いというものも含まれます。まさに人の命にもかかわる薬ですから、自社製品の効果や使い方についてくわしく説明することがとても大切。他社の製品に効果が似通ったものがある時は、それとどう違うのか、あるいはどういう使い分けをすればいいかなどをお話しします。

入院患者さんに投与する点滴薬で特に副作用の強いものなどは、病棟の看護師さんにお会いして、「注意して患者さんを診ていてください」とお話しする場合もありますね。

MRに向いているのは「めげない人」

担当の分け方は製薬会社によって違うようですが、私たちの会社では薬の種類と地区で分けています。私が担当しているのは細菌感染の治療に使う抗生剤と肝炎の治療に用いる抗ウイルス薬で、回っているのは東京港区内の病院です。

ほとんどのMRは、病院と病院を移動するのに車を使います。薬の営業に行くのに車が必要だなんて、不思議に思われるでしょうね。もちろん、車で運ばなければならないような重い薬はありません。でも担当する病院が離れていたり、製品ごとに説明資料が必要だったりするので、車で移動しているわけです。

製品の特性や治験のデータなどを画像で説明するために、小型の映写機やパソコンを持って行く日もありますから、やはり電車より車が便利

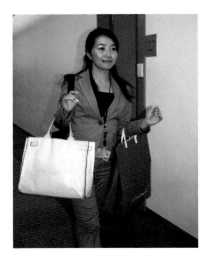

これから病院
回りです

だと思います。

病院に先生や薬剤師さんを訪ねる時は、前もって日時を約束するのが基本です。メールや電話でご都合をおたずねして約束をしますが、あらかじめ訪問時間を規制している病院もたくさんあります。

「外来患者さんの診察がすべて終わったら、外来で面談してください」
「16時以降なら、医局（医師の事務室）に直接訪問してもOK」

というようなパターンが多いですね。

先生も薬剤師さんもかなり忙しいうえ、こうした規制もあるので面会時間もあまり長くはいただけません。それに、約束の時間になっても

MRのある1日

8時	出社。午前中に訪問できる病院は少ないので、12時までデータ収集と、医師に約束をもらうためのメール書き。
12時	「午前と午後の外来の合間、訪問可能」の病院で、医師と面談。新薬の使い方を説明。
13時	昼食。
14時	17時半まで、担当区域の病院を回る。
18時	社内の研修会に出席。
20時	帰宅。

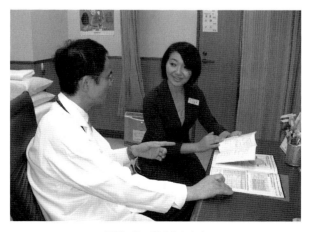

医師に薬の説明をします

まだ診察などほかの仕事が終わらず、1時間、2時間お待ちすることもたまにはあります。

　結構ガッツのいる仕事なんです。でも、めげてなんていられません。MRにはどんな人が向いているか尋ねられたら、「めげない人！」と即答できますね。

薬の営業を通じて社会に貢献できる

　この仕事を始めてから4年経ちました。先輩といっしょに病院を訪問することからスタートし、一人で回るようになったころはプレッシャーの連続。自分より20歳も30歳も年上の先生たちには、声をかけるだけで精いっぱいでした。

　ようやく慣れてきたかな、と感じたのはごく最近です。でも、慣れてきたからといって、仕事が完璧にできるようになったわけではありません。まだまだ勉強あるのみ、と自分に言い聞かせています。

　これまで接してきた先生方は、とにかくみなさんよく勉強されているのでいつも驚くことばかり。質問もいろいろな角度からされるので、そ

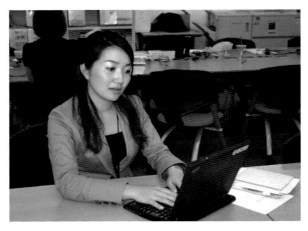

事務処理も大切な仕事です

Interview!

のつど大慌てで知識や情報を集めています。

　いちばん大事にしているのは、あいまいな答えをしないことですね。
「こういう場合はどうなの？」
　と尋ねられて、わからない時は素直に言います。
「今はデータをもっていないのでわかりませんが、資料をあたって次回お伝えします」

　もしここで間違った情報を提供したら先生にも失礼ですし、患者さんに不利益が出たら一大事。だから「知らない」「わからない」と言える勇気も必要なんです。それに当然、そのあと猛勉強をすることも。研修に参加したり、先生方の講演会を聞きに行ったり、海外の文献を調べたり、MRはみんな独自に勉強しています。
「あの薬を使ってみたら、患者さんがよくなりましたよ」
　先生からこんな報告を受けると、自分の仕事が患者さんのためになった、少しは社会に役立ったんだと実感できてうれしいですね。

MRになるには

どんな学校に行けばいいの？

　MRになるために、特別な学部に行く必要はないが薬学部や農学部出身者が多い。この仕事をめざす人は大学卒業後、製薬会社に入社しよう。多くの製薬会社は、文系、理系を問わずMR担当スタッフを募集している。

　社内で研修を受けると、MR教育センターが行うMR資格認定試験の受験資格が得られるので、ぜひチャレンジして欲しい。

どんなところで働くの？

　MRはすべて製薬会社の社員。医師や薬剤師を相手にする仕事場では、薬品や医療についての本格的な知識も必要な場面が出てくる。そのため、MRに興味がある人はあらかじめ医薬品や医療についての自習をしておいたほうがいい。

病院を支えるためにどんな人が働いているの?

働いている人に Interview! 11

▶移植コーディネーター

臓器移植手術を受ける患者さんと
臓器を提供する人のあいだに立って
橋渡しをする仕事。

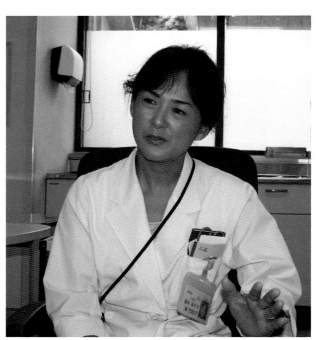

窪田基予子さん
(くぼた きよこ)

東京郊外にある総合病院の移植外科に所属する移植コーディネーター。移植を希望する患者さんに寄り添うレシピエント・コーディネーターとして、患者さんの相談に乗ったりはげましながら忙しい毎日を送っている。

Interview!

> ### ▶ 移植コーディネーターってどんな仕事？
>
> 　肝臓、腎臓などの臓器移植や眼球、皮膚など組織移植を必要とする患者さん（レシピエント）と、臓器や組織などを提供する人（ドナー）の調整役をする仕事。移植患者さんを担当するレシピエント・コーディネーターと、提供者を担当するドナー・コーディネーターに分かれ、両者が連絡を取りながら仕事を進めていく。

移植を受ける人と臓器提供者の橋渡し

　移植コーディネーターの仕事を説明するには、まず臓器移植のことからお話ししたほうがいいですね。臓器移植とは、心臓や肝臓、腎臓など大切な臓器が機能しなくなってしまった人のために、ほかの人からいただいた臓器を移し換える治療法です。

　臓器移植はチーム医療で行いますが、私たち移植コーディネーターはその一員として、移植を受ける患者さんと臓器を提供してくださる方の橋渡しをしています。医師と患者さんの橋渡し役でもありますね。

　移植コーディネーターには2種類あって、私の職種はレシピエント・コーディネーター。レシピエントとは移植を受ける患者さんという意味で、その患者さんのお世話をするのが主な仕事です。

　それに対して、臓器を提供する側の担当者は、ドナー（提供者）・コーディネーターといいます。テレビなどメディアで臓器移植が取り上げられる時、提供された臓器を運ぶ人の映像や写真を見たことがありませんか？　それがドナー・コーディネーターです。一般にこちらのほうがよく知られているので、移植コーディネーターというと、「臓器を運ぶ人」と思われることが多いですね。

　では私たちレシピエント・コーディネーターはどんな仕事をしているのかというと、実は所属先によってさまざま。まだ新しい仕事ですから「資格制度」も仕事の規定もない状態ですが、私の具体的な活動でお話しさせていただきますね。

患者さんの心を穏やかにする

　私が勤めている病院には、肝臓や膵臓の移植を行う移植外科があります。臓器移植を行っている病院は全国的にもそう多くないので、北海道など遠いところからも移植を希望される患者さんがやってきます。その患者さんたちのお話をうかがい、おつきあいしていくのが私の仕事です。

　腎移植の患者さんを例にして、移植を受けるまでの流れをごく簡単に説明しましょう。患者さんが外来にいらしたら、まず医師といっしょに患者さんのお話をうかがいます。医師は主に医学的な説明をしますが、そのあと私が金銭面や手術の準備についてお話しして、ご意思が確認できたら身体の検査。この検査につきそっていろいろお話ししながら、患者さんに肩の力を抜いていただくのも大事なんです。

　検査が終了したら、日本でただひとつ移植希望の患者さんと臓器提供者をつなぐ組織「日本臓器移植ネットワーク」に登録し、その患者さんに合う臓器を提供してくれる人が現れるのを待ちます。でも日本ではドナー希望者が少ないため、10年以上待つ患者さんも多いんです。

　担当している患者さんの腎臓ドナー候補者が現れると、ネットワーク

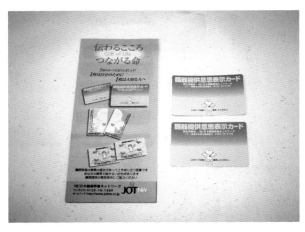

ドナーカード

Interview!

から私に連絡が入ります。この連絡から30分以内に患者さんの手術意思を確認するのがルール。

臓器がもう摘出されている状態で、患者さんも「受けます！」と喜んでくださった時は、「じゃあ今から病院に来てください。すぐ手術ができます」と、素早く進んでいきます。でも残念ながら、こんな幸運な例ばかりではありません。

亡くなった方から臓器をいただく場合の移植は、ドナーの方が亡くならないと臓器が取り出せません。瀕死の状態だったドナーの方がもち直せば、臓器をもらう患者さんは、提供者が亡くなるのを待つことになります。なかにはそれが耐えられず「人

▶移植コーディネーターのある1日◀

7時30分	出勤。
8時	医師、看護師、栄養士とカンファレンス。
9時	外来スタート。移植希望の患者さんの話を医師といっしょに聞く。
9時30分	診察室から応接室に移り、医師抜きで患者さんからよりくわしい話を聞く。
12時	昼食。
13時	生体腎移植手術につきそう。
15時30分	手術終了。ご家族に説明。
16時	遠方からの移植希望患者さん来院。1時間半かけて相談に乗る。
18時	ドナー情報あり。患者さんに連絡して手術の準備。今日は深夜までの勤務になりそうだ。

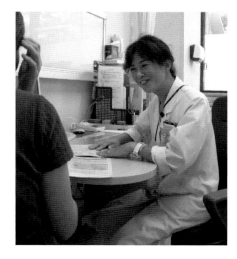

患者さんに移植について説明をします

151

の死を待つなんて、もういや！」と移植をあきらめてしまう方もいらっしゃる。なるべくそんなことにならないよう、患者さんの気持ちを楽にしてあげたいですね。

　移植には亡くなった方からの移植のほか、ご家族やご親類がドナーになる「生体移植」もあります。この場合は待たずに手術が受けられるわけですが、手術のあと臓器をもらった方とあげた方の仲がぎくしゃくすることがあるので、こうした人間関係の悩みなどの相談にも乗っています。

患者さんの喜びの声がたくさん聞ける

　移植手術が無事に終了しても、患者さんとのおつきあいは続きます。移植を受けた方は、新しい臓器に対して拒絶反応が起きないよう、免疫抑制剤を一生飲み続けなければなりません。そのため手術後も通院されるので、私も一生かかわっていくわけです。

　「15年手術を待ち続けたかいがありました。トイレに行ってオシッコするというあたりまえのことが、すごく気持ちいいんです」

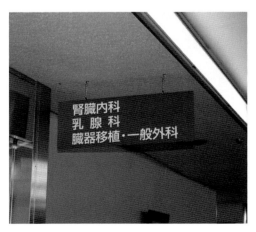

この病院には一般の外来のなかに移植の科があります

Interview!

「最近テニスもできるようになりました。お水を思いきりがぶがぶ飲めるようになってうれしい！」

手術を終えた患者さんから、こんな喜びの言葉をたくさん聞けるのがこの仕事の醍醐味です。でも逆に考えれば、重い腎臓病にかかった患者さんは、移植手術を受けるまで自力でオシッコもできなかったり、食事や水分の制限があったり、苦しい思いをしていたということですよね。

そう考えると、もっと臓器移植が行われればいいなと思います。それにはまず、ドナーの方が増えることです。

「万が一死んだ時は、移植を待っている人に臓器を提供します」

という意思を示すドナーカードは、15歳から持てます。まだ若いうちは「死」について考えることは少ないでしょうが、臓器移植という命を救う治療法があること、臓器移植をすれば生きられる人が大勢いることだけでも、ぜひこの機会に覚えてください。そして、移植コーディネーターという仕事に、少しでも興味をもっていただければうれしいです。

移植コーディネーターになるには

どんな学校に行けばいいの？

現在資格制度はないが、JATCO（日本移植コーディネーター協議会）が養成のための研修会を毎年開催している。ドナー・コーディネーターの採用試験は、医療資格をもっている人や4年制大学卒業者を対象に不定期で行われている。レシピエント・コーディネーターは、看護師を中心に臨床検査技師やソーシャルワーカーなどが兼務していることが多い。

どんなところで働くの？

ドナー・コーディネーターは主に（社）日本臓器移植ネットワークに所属するか、各都道府県から委託された嘱託職員として働く。レシピエント・コーディネーターは移植手術を行う病院のスタッフとして働く。

ほかにもこんな仕事があるよ！

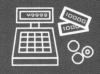

院内ショップ店員

どんな仕事？

　総合病院の内部や敷地のなかには、雑貨店やコンビニエンスストア、またレストラン、コーヒーショップなど、さまざまなショップが入っている。病院が直接経営している店、または専門業者に任せている場合などさまざまだが、病院内の店で働くことになれば、外来患者さん、入院患者さん、病院の職員なども訪れるので、病院にかかわる人を支えていくことになる。

この仕事に就くためには？

　病院が直営している院内売店などは、各病院の募集規定による。コンビニやレストランチェーン、フラワーショップなどの病院内店で働く人も、それぞれの企業の募集規定によるが、もし病院に配属されたら、身体の具合が悪い人もたくさん訪れることを意識して働こう。マニュアル通りの受け答えでものを売るのではなく、相手の気持ちになって優しい対応を心がけよう。

葬儀屋

どんな仕事？

　遺族からの依頼で、葬儀などの世話をする仕事。病院は命を救う場所でもあるが、残念ながら今の医療では救えない命もある。葬儀社のなかには、総合病院と提携し、病院内に設置された霊安室にスタッフをおいて、遺族から依頼があれば死亡届けの手続きから葬儀までを世話する場合もある。

この仕事に就くためには？

　特別な資格がなくても、葬儀社に入社すれば葬儀の仕事に就ける。病院での仕事をもう少し説明すると、病院で患者さんが亡くなった場合、看護師が患者さんの身体をふき清め、霊安室があればそこに遺体を移す。そこで遺族から葬儀を依頼された場合は、式場選びや予算の相談に乗りながら、葬儀が滞りなく行われるよう故人を見送る世話をしていく。遺族の気持ちを考えながら仕事を進める心配りが大事な仕事だ。

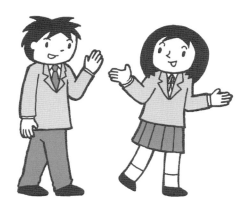

この本ができるまで
──あとがきに代えて

　1冊の本が本屋さんや図書館の棚に並ぶまで、たくさんの人が本の制作にかかわります。『しごと場見学！──病院で働く人たち』も、多くの方々の協力によって完成しました。

　まずはじめに、お忙しい中、取材に応じてくださったみなさまに感謝しなければなりません。この本を書くために訪ねたすべての場所で、自分の仕事に誇りをもち、いきいきと働いているすてきな方々に出会えました。

　医療の現場では、難しい専門用語がたくさん使われています。それをやさしい言葉に置き換え、わかりやすく説明していただき、ありがとうございました。

　病院の仕事には膨大な知識や専門的な技術が必要ですが、人としてのやさしさや魅力も欠かせない要素だと思います。身体や心が弱った時に訪ねた病院で、思いやりのこもった言葉や笑顔を向けられることが、どれほど患者さんを安心させることでしょう。そんなことも取材の過程で実感しました。

　取材にご協力くださったみなさまのお名前を次のページに記し、あらためて感謝いたします。

　特に山王病院の奥仲哲弥先生（副院長・呼吸器センター　センター長）には多くの方を紹介していただき、アドバイスもいただくなど大変お世話になりました。ありがとうございます！

　また、このシリーズを企画し、写真撮影も担当してくれたぺりかん社の中川和美さん、わかりやすくかわいいイラストで文章を補ってくれた山本州さんにも、この場を借りて感謝します。

この本に協力してくれた人たち（50音順）

医療法人財団順和会　山王病院
一木裕二さん、猪鼻達二さん、海老澤賢司さん、太田みどりさん、奥仲哲弥さん、加藤龍太郎さん、齋藤博美さん、谷口美奈さん、堀 雅之さん、松本恵一さん、丸山和美さん、山沖和秀さん、

国際医療福祉大学三田病院
黒澤みどりさん

東京医科大学八王子医療センター
窪田基予子さん

東京医科大学病院
臼田美穂さん

東京警察病院
金井尚之さん

東京消防庁
樋口一範さん

ブリストル・マイヤーズ株式会社
石田由紀さん、三浦香澄さん

装幀:菊地信義

本文デザイン・イラスト:raregraph 山本 州

[著者紹介]
浅野恵子（あさのけいこ）

東京都生まれ。フリーランスライター。医療・福祉系の書籍や新書、雑誌のインタビュー記事を数多く手掛ける。主な著書に『「福祉」で働く』『ブライダルコーディネーターになるには』『駅で働く人たち』『ものづくりと仕事人 シャンプー・洗顔フォーム・衣料用液体洗剤』（ぺりかん社）などがある。

しごと場見学！――病院で働く人たち
［デジタルプリント版］

2009 年 5 月 10 日　初版第 1 刷発行
2018 年 1 月 31 日　初版第 1 刷発行［デジタルプリント版］
2019 年 8 月 20 日　初版第 4 刷発行［デジタルプリント版］

著　者：浅野恵子
発行者：廣嶋武人
発行所：株式会社ぺりかん社
　　　　〒113-0033　東京都文京区本郷 1-28-36
　　　　TEL：03-3814-8515（営業）　03-3814-8732（編集）
　　　　http://www.perikansha.co.jp/
印刷・製本所：大日本印刷株式会社

Ⓒ Asano Keiko 2009
ISBN978-4-8315-1495-0
Printed in Japan

出版案内

しごと場見学！シリーズ

しごとの現場としくみがわかる！

第1期〜第7期
全30巻

全国中学校進路指導・
キャリア教育連絡協議会 推薦

私たちの暮らしの中で利用する場所や、施設にはどんな仕事があって、どんな仕組みで成り立っているのかを解説するシリーズ。
豊富なイラストや、実際に働いている人たちへのインタビューで、いろいろな職種を網羅して紹介。本書を読むことで、「仕事の現場」のバーチャル体験ができます。

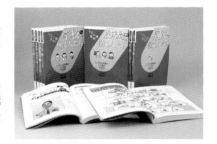

シリーズ第1期：全7巻

病院で働く人たち／駅で働く人たち／放送局で働く人たち／学校で働く人たち／介護施設で働く人たち／美術館・博物館で働く人たち／ホテルで働く人たち

シリーズ第2期：全4巻

消防署・警察署で働く人たち／スーパーマーケット・コンビニエンスストアで働く人たち／レストランで働く人たち／保育園・幼稚園で働く人たち

シリーズ第3期：全4巻

港で働く人たち／船で働く人たち／空港で働く人たち／動物園・水族館で働く人たち

シリーズ第4期：全4巻

スタジアム・ホール・シネマコンプレックスで働く人たち／新聞社・出版社で働く人たち／遊園地・テーマパークで働く人たち／牧場・農場で働く人たち

シリーズ第5期：全3巻

美容室・理容室・サロンで働く人たち／百貨店・ショッピングセンターで働く人たち／ケーキ屋さん・カフェで働く人たち

シリーズ第6期：全3巻

工場で働く人たち／ダム・浄水場・下水処理場で働く人たち／市役所で働く人たち

シリーズ第7期：全5巻

銀行で働く人たち／書店・図書館で働く人たち／クリニック・薬局で働く人たち／商店街で働く人たち／ごみ処理場・リサイクルセンターで働く人たち

一部の商品は［デジタルプリント版］となります。詳細は小社営業部までお問い合わせください。

| 各巻の仕様 | A5判／並製／160頁
定価：本体1900〜2200円+税 |